口腔住院医师专科技术图解丛书

总主编　樊明文　葛立宏　葛林虎

纤维增强复合树脂修复技术图解

主　编　张　倩

编　者（按姓氏拼音排序）

Cees M. Kreulen（荷兰奈梅京大学牙学院）

Wietske A. Fokkinga（荷兰奈梅京大学牙学院）

罗　涛（广州医科大学口腔医学院）

张　倩（广州医科大学口腔医学院）

人民卫生出版社

图书在版编目（CIP）数据

纤维增强复合树脂修复技术图解 / 张倩主编. —北京：人民卫生出版社，2016

（口腔住院医师专科技术图解丛书）

ISBN 978-7-117-22105-4

Ⅰ. ①纤… Ⅱ. ①张… Ⅲ. ①牙－树脂基复合材料－修复术－图解 Ⅳ. ①R783-64

中国版本图书馆 CIP 数据核字（2016）第 046678 号

| 人卫社官网 | www.pmph.com | 出版物查询，在线购书 |
| 人卫医学网 | www.ipmph.com | 医学考试辅导，医学数据库服务，医学教育资源，大众健康资讯 |

口腔住院医师专科技术图解丛书

纤维增强复合树脂修复技术图解

主　　编：张　倩
出版发行：人民卫生出版社（中继线 010-59780011）
地　　址：北京市朝阳区潘家园南里 19 号
邮　　编：100021
E - mail：pmph @ pmph.com
购书热线：010-59787592　010-59787584　010-65264830
印　　刷：北京汇林印务有限公司
经　　销：新华书店
开　　本：787×1092　1/16　印张：6
字　　数：142 千字
版　　次：2016 年 4 月第 1 版　2016 年 4 月第 1 版第 1 次印刷
标准书号：ISBN 978-7-117-22105-4/R · 22106
定　　价：52.00 元

打击盗版举报电话：010-59787491　E-mail：WQ @ pmph.com
（凡属印装质量问题请与本社市场营销中心联系退换）

口腔住院医师专科技术图解丛书

总 主 编　樊明文（武汉大学口腔医学院）

　　　　　　葛立宏（北京大学口腔医学院）

　　　　　　葛林虎（广州医科大学口腔医学院）

各分册主编（以姓氏笔画为序）

　　　　　　王丽萍（广州医科大学口腔医学院）

　　　　　　朴正国（广州医科大学口腔医学院）

　　　　　　江千舟（广州医科大学口腔医学院）

　　　　　　李成章（武汉大学口腔医学院）

　　　　　　杨雪超（广州医科大学口腔医学院）

　　　　　　张清彬（广州医科大学口腔医学院）

　　　　　　陈建明（广州医科大学口腔医学院）

　　　　　　周　　刚（武汉大学口腔医学院）

　　　　　　郭吕华（广州医科大学口腔医学院）

　　　　　　曾素娟（广州医科大学口腔医学院）

　　　　　　张　　倩（广州医科大学口腔医学院）

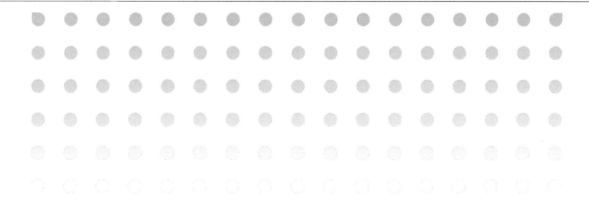

丛书总主编简介

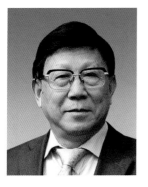

樊明文

武汉大学口腔医学院名誉院长、教授、博导。2013 年被台湾中山医学大学授予名誉博士学位。享受国家级政府特殊津贴；国家级有突出贡献专家；国家级教学名师，"中国医师奖"获得者。兼任中华口腔医学会名誉会长、全国高等学校口腔医学专业教材评审委员会顾问、《口腔医学研究杂志》主编等职务。

多年来主要从事龋病、牙髓病的基础和临床研究。共发表论文 200 余篇，其中 SCI 收录第一作者或通讯作者论文 70 篇。2009 年获国家科技进步二等奖；主持国家、省、市级科研项目 15 项，主编专著近 20 部。培养博士 63 名，硕士 90 名，其中指导的两篇博士研究生论文获 2005 年度全国优秀博士学位论文及 2007 年度湖北省优秀博士论文。

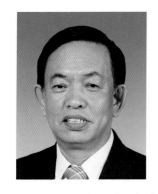

葛立宏

北京大学口腔医学院主任医师、教授、博士研究生导师。中华口腔医学会儿童口腔医学专业委员会前任主任委员，中华口腔医学会镇静镇痛专家组组长，北京市健康教育协会口腔医学专业委员会主任委员，国际儿童牙科学会（IAPD）理事，亚洲儿童口腔医学会（PDAA）理事，亚洲牙齿外伤学会（AADT）副会长。《国际儿童牙科杂志》（JIPD）编委，《美国牙医学会杂志》（中文版）等 5 本中文杂志编委。国际牙医学院院士，香港牙科学院荣誉院士。

国家级精品课程负责人（儿童口腔医学），国家级临床重点专科"儿童口腔医学"学科带头人，全国统编教材《儿童口腔医学》第 4 版主编，第 2 版北京大学长学制教材《儿童口腔医学》主编，北京大学医学部教学名师。近年来在国内外杂志发表学术论文 82 篇，主编主译著作 7 部、参编著作 8 部，主持国家自然科学基金等科研项目 13 项。指导培养已毕业博士 27 名，硕士 14 名。

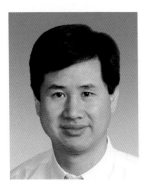

葛林虎

现任广州医科大学附属口腔医院院长。教授,主任医师,博士,硕士研究生导师。兼任广州市3D打印技术产业联盟副理事长、广东省保健协会口腔保健专业委员会第一届名誉主任委员、广东省口腔医师协会第一届理事会副会长、中华医院管理协会理事会理事,广东省口腔医学会第三届理事会理事、广东省医院协会口腔医疗管理分会副主任委员。担任《口腔医学研究》副主编,《中国现代医学杂志》、《中国内镜杂志》、《中国医学工程杂志》副主编;曾获得恩德思医学科学"心胸血管外科专业杰出成就奖"和"内镜微创名医奖"。

丛书总序

广州医科大学口腔医学院是一所年轻的院校。自创办至今，不足十个年头。10 年时间，仅仅是人类历史长河中的一瞬，但作为一所新兴院校，却走过了一段艰难的历程。

办院伊始，一群年轻的学者和有识之士，聚集在当时广州医学院口腔医院的大旗下，排除万难，艰苦创业。随后一批批院校毕业生怀着创业的梦想，奔赴广州。此时他们深深感到，要培养出合格的人才，必须要有一批好教师，而要做一名好教师，首先应该做一个好医生。此时他们迫切感受到需要有一套既具体又实用的临床指导丛书，以帮助年轻医生提高临床专业水平。只有让他们首先完善了自我，才能更好地培训下一代青年。

在这种情况下，由院长葛林虎教授倡议，集中该校的精英力量，并学习足球俱乐部经验，适当聘请一些外援，编写一整套临床专业指导丛书，以指导青年医师学习，同时也可供高年级学生和临床研究生参考。

为了编好这套丛书，武汉大学樊明文教授、北京大学葛立宏教授和广州医科大学葛林虎教授共同精心策划，确定了编写一套"口腔住院医师专科技术图解丛书"，其内容涉及牙体牙髓科、口腔修复科、口腔外科门诊、口腔黏膜科、牙周科、儿童口腔科、种植科、正畸科等各专业共 11 本。

全套书的编写要求以实体拍摄照片为主，制图为辅。力争做到每个临床操作步骤清晰，层次清楚，适当给予文字说明，让其具有可读性、可操作性，使读者容易上手。

为了保证图书质量，特邀请武汉大学牙周科李成章教授、黏膜科周刚教授客串编写了丛书中的两本，图文并茂，写作严谨，易懂易学。整套丛书在写作过程中得到了国内外许多同行的支持和帮助。

为了进一步提高图书的质量，以便再版时更正和补充，我们诚恳地希望各位读者、专家提出宝贵意见。

书成之日，再次感谢参加编写该系列丛书的专家和同仁，希望这套丛书对提高大家的临床技术能起到一些辅助作用。

樊明文　葛立宏　葛林虎

2016 年 1 月

前　言

粘接技术的应用为口腔修复领域带来了巨大的变革。修复材料和牙体组织之间良好的粘接性能,可以最大程度地保存健康牙体组织。随着粘接技术和修复材料的发展,微创修复技术在临床领域得到了极大的推广和发展。

纤维增强复合材料是由纤维嵌合的聚合类复合材料构成,具有良好的机械特性,强度和重量比值优于大多数合金材料。因其具有色泽透明、良好的粘接性能、易修理等特性,目前在牙科领域的使用越来越广泛。纤维增强复合材料修复技术是重要的微创修复技术。它不仅用于牙体缺损的充填修复,比如成品纤维桩和个性化纤维桩修复根管治疗后大面积的牙体缺损;随着材料的发展它还可以用于牙列缺损的修复,如纤维增强复合树脂粘接固定义齿、椅旁即刻修复以及牙周夹板等。

本书详细介绍了与纤维增强复合材料相关的结构特点、类型和临床操作技术。通过临床照片,较为系统地说明纤维增强复合材料微创修复技术的方法、操作流程,以及牙体预备的原则和修复体设计的要点等,图解形式形象直观,简洁易懂,利于初学者特别是住院医规范化培训医师了解掌握。

书中部分病例来源于广州医科大学口腔医学院修复科,特别感谢罗涛博士、李倩医师为本书编写付出的辛勤劳动。同时,为了使本书的内容更为丰满翔实,特别邀请了荷兰奈梅京大学牙学院 Cees M. Kreulen 教授、Wietske A. Fokkinga 博士参加本书的编写,感谢他们毫无保留地将自己多年宝贵的临床经验与大家分享,也特别感谢荷兰奈梅京大学牙学院高级技师 Peter Kerkhoff 在修复体制作过程中给予的指导,以及 Arie van't Spijker 博士提供的病例照片。

由于作者编写水平和专业能力有限,书中难免存在诸多不足和错误,诚请各位老师和同道批评指正。

张　倩
2015 年 7 月 30 日于荷兰奈梅京

目 录

第一章
纤维增强复合树脂修复技术发展简介

一、粘接技术的应用

粘接技术的应用为牙科修复领域带来了巨大的变革。充填修复材料和牙体组织之间良好的粘接性能，使健康牙体组织得到了最大程度的保存。当修复龋损或者折裂牙齿时，仅需要去除非常薄弱的牙体组织，采用充填材料进行修复。而传统的充填修复技术需要在健康牙体组织上制备固位形和抗力形，伴有健康牙体组织的丧失。粘接修复技术通常采用牙色树脂材料，因此具有良好的美观性，而传统的充填材料为深灰色的银汞合金，美观性较差。

二、粘接技术在牙列缺损修复中的应用

粘接材料除可用于牙体缺损的修复，也可用于牙列缺损的修复。牙列缺损的固定义齿修复包括传统固定义齿和树脂粘接固定义齿。传统的固定义齿修复需要磨除缺失牙两侧基牙大量的牙体组织，而树脂粘接固定义齿的最大特点是尽可能的保存健康的牙体组织，只需要预备足够的殆面空间和必要的机械固位形，比如固位沟、钉洞固位形等。

1. 金属树脂粘接固定义齿　金属树脂粘接固定义齿最初的设计为 Rochette 粘接固定桥，由带孔的翼状板作为固位体，通过树脂粘接剂将修复体固定在基牙上，被认为是一种良好的过渡性修复方式。随后出现 Maryland 粘接固定桥，主要由非孔状的翼板作为固位体，通过树脂粘接剂将金属支架粘接在釉质上。如果适应证选择合适，它可以做（半）永久修复体。较大跨度的牙齿缺失区、承担较大咬合应力的牙齿缺失区，如尖牙或者后牙区为其非适应证。临床研究显示金属树脂粘接固定义齿 4 年的临床存活率为 74%。修复体脱落仍然是其失败的主要原因，而且金属支架透过基牙会出现金属灰色。

2. 纤维增强复合树脂粘接固定义齿　也称为纤维增强复合树脂固定义齿（桥）。随着对牙色材料需求的增加，金属树脂粘接固定义齿已不能满足这方面的要求。树脂材料因其良好的色泽和粘接性能而用于粘接固定义齿的制作，但树脂材料因其抗拉强度低，需要使用加强材料，比如纤维，才能提供足够的强度用于固定义齿支架的制作。

三、纤维增强材料

纤维增强材料（fiber-reinforced materials）的发展始于 20 世纪中期，早期主要用于军用飞机

的制造,但是很快用于工业领域,比如游艇、高档汽车和现代大型风车的制造,现已广泛用于网球拍、鱼竿等。纤维增强材料主要是由纤维嵌合的聚合类复合材料构成,具有良好的机械特性。其主要特点是材料强度高而重量较低,强度和重量比值优于大多数的合金材料。与金属材料相比,它具有非腐蚀、色泽透明、良好的粘接性能,以及易修理等特性。这些特性为其在牙科领域的使用提供了可能。

四、纤维增强复合树脂修复

1. 纤维增强型复合树脂(fiber-reinforced composite,FRC)　通过树脂基质将纤维材料结合在一起,具有良好的弹性和作为修复支架材料所需要的其他物理性能。

2. FRC 固定义齿　与金属树脂粘接固定义齿相比,纤维增强型复合树脂固定义齿的最大优点是与牙齿颜色相似、制作步骤简单,可以在患者口内采用直接法制作,也可以在模型上用间接法制作。

直接法是在患者口内通过树脂材料和纤维束制作修复体。修复体的固位力来自于复合树脂与釉质或牙本质之间的直接粘接。间接法是采用技工室专用树脂,通过光固化炉聚合完成。在模型上设计和制作要比直接法简单,而且光固化炉的聚合过程可以提高材料的特性,比如拉应力和承载载荷的能力。有研究报道,间接法制作的修复体在口内粘接前最好喷砂处理,或者加入偶联剂来增强粘接效果。

对于 FRC 材料,直接法和间接法可以联合使用。间接法制作完成的修复体可以在口内直接通过复合树脂进行修整。而对于传统的金属树脂粘接固定义齿基本不可能联合使用。

3. FRC 用于牙体缺损修复　根管治疗后,FRC 可用于大面积的牙体缺损修复。

FRC 桩的聚合物基质内含有大量的连续增强纤维。人们曾用碳纤维来作为纤维桩的纤维成分,而目前应用更为广泛的是玻璃纤维。随着个性化 FRC 桩材料的出现,当遇到弯曲根管时,可以制作个性化的根管桩而不是在根管内预备直的桩道,从而使牙体结构得以最大程度的保留,根管的完整性受到较小的影响。

4. FRC 在其他领域的临床应用　FRC 在临床上使用较为广泛,除可以用于大面积的牙体修复、树脂粘接固定桥修复外,还可以用于椅旁即刻修复以及牙周夹板等。临床医师必须掌握这些材料的基本结构和类型,以及支架的设计等,才能针对临床病例正确选择和制作合适的 FRC 修复体。

(张倩)

参考文献

1. Anttila EJ,Krintil OH,Laurila TK,et al. Evaluation of polymerization shrinkage and hydroscopic expansion of fiber -reinforced biocomposites using optical fiber Bragg grating sensors. Dent Mater,2008,24:1720-1727

2. Behr M,Rosentritt M,Dümmler F,et al. The influence of electron beam irradiation on fibre-reinforced composite specimens. J Oral Rehabil,2006,33:447-451

3. Cacciafesta V. Flexural strengths of fiber-reinforced composites polymerized with conventional with light-curing and additional postcuring. Am J Orthod Dentofacial Orthop,2007,132:524-527

4. Chai J, Takahashi Y, Hisama K, et al. Effect of water storage on the flexural properties of three glass fiber-re-inforced composites. Int J Prosthodont, 2005, 18: 28-33

5. Creugers NHJ, Snoek PA, Van't Hof MA, et al. Clinical performance of resin-bonded bridges: a 5-year prospective study. Part III: Failure characteristics and survival after rebonding. J Oral Rehab, 1990, 17: 179-186

6. Creugers NHJ, Van't Hof MA. An analysis of clinical studies on resin-bonded bridges. J Dent Res, 1991, 70: 146-149

7. Creugers NHJ, Kayser AF, Van't Hof MA. A seven-and-a-half-year survival study of resin-bonded bridges. J Dent Res, 1992, 71: 1822-1825

8. Davila JM, Gwinnett AV. Clinical and microscopic evaluation of a bridge using the acid-etch technique. J Dent Child, 1978, 45: 228-232

9. Edelhoff D, Sorensen JA. Tooth structure removal associated with various preparation designs for anterior teeth. Journal of Prosthetic Dentistry, 2002, 87: 503-509

10. Ellakwa AE, Shortall AC, Shehata MK, et al. The influence of fiber placement and position on the efficiency of reinforcement of fiber reinforced composite bridgework. J Oral Rehab, 2001, 28: 785-791

11. Ketabi AR, Kaus T, Herdach F, et al. Thirteen-year follow-up study of resin-bonded fixed partial dentures. Quintessence Int, 2004, 35: 407-410

12. Martin A. Freilich, Jonathan C. Meiers, Jacqueline P. Duncan, et al. Fiber-reinforced composites in clinical dentistry. Chicago: Quintessence, 2000

13. Pröbster B, Henrich G. 11-year follow-up study of resin-bonded fixed partial dentures. Int J Prosthodont. 1997, 10: 259-268

14. Sfondrini MF, Fraticelli D, Castellazzi L, et al. Clinical evaluation of bond failures and survival between mandibular canine-to-canine retainers made of flexible spiral wire and fiber-reinforced composite. J Clin Exp Dent. 2014, 1: e145-149

15. Tezvergil A, Lassila LV, Vallittu PK. The shear bond strength of bidirectional and random-oriented fibre-rein-forced composite to tooth structure. J Dent, 2005, 33: 509-516

16. Tezvergil A, Lassila LV, Vallittu PK. The effect of fiber orientation on the polymerization shrinkage strain of fiber-reinforced composites. Dent Mater, 2006, 22: 610-616

17. Vallittu PK. Flexural properties of acrylic resin polymers reinforced with unidirectional and woven glass fibers. J Prosthet Dent 1999; 81: 318-326

18. Vallittu PK. Strength and interfacial adhesion of FRC-tooth system. The second international symposium on fiber-reinforced plastics in dentistry, a scientific workshop on dental fiber-reinforced composites. Institute of Dentistry and Biomaterial Science Finland: University of Turkui, 2001

19. Vallittu PK. Effect of 180-week water storage on the flexural properties of E-glass and silica fiber acrylic resin composite. Int J Prosthodont 2000, 13: 334-339

20. Verzijden CW, Creugers NHJ, Mulder J. A multi-practice clinical study on posterior resin-bonded bridges: a 2.5-year interim report. J Dent Res. 1994, 73: 529-535

第二章
纤维增强复合树脂修复技术的临床应用基础

修复技术和材料的发展为很多复杂的临床问题提供了不同的修复治疗选择方案。根据牙体组织缺损的大小可以选择充填修复、嵌体、部分冠或者全冠（图2-1，图2-2）。牙列缺损可以通过固定义齿、可摘局部义齿和种植义齿进行修复。金属烤瓷修复体仍然是固定义齿修复的主要类型，而聚甲基丙烯酸甲酯仍然是义齿基托的主要材料。

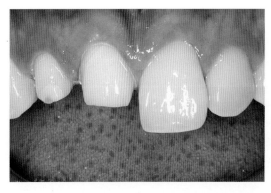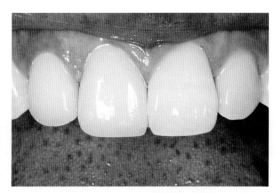

图2-1　11、12牙体缺损，纤维桩置入后牙体预备　　　　图2-2　11、12全冠修复体戴入

第一节　常用临床材料和技术的缺点

临床上常用的材料和技术，虽然具有良好的成功率和修复效果，但是在临床使用中仍然存在一些缺点：

1. 金属烤瓷材料仍然是最常用的固定义齿修复材料，具有很好的强度和硬度，但通透性较差，而且金属基底在口腔环境内因腐蚀而释放金属离子，导致龈缘变黑（图2-3，图2-4）。合金中的某些成分会引起患者过敏反应，在制作加工过程中也会对技工的身体健康造成损害。瓷材料具有良好的美观性，但是它们的硬度和脆性较大，容易发生崩瓷（图2-5），有时会引起对𬌗牙的磨耗甚至折裂。

2. 通常采用树脂聚合材料比如聚甲基丙烯酸甲酯来制作暂时固定修复体、可摘局部义齿和全口义齿的基托,它们具有良好的操作特性和物理性能,但是脆性较大易发生折裂(图2-6)。

3．牙周夹板是利用夹板式修复体进行松牙固定的方法。它将多个松动牙连接在一起或将几个松动牙固定在相对稳定的基牙上,以达到分散咬合力,减轻牙周组织负荷的目的。临床上采用普通复合树脂(或加入金属钢丝)固定松动牙的效果通常并不令人满意。使用铸造金属板固定松动牙的技术要求高,美观性差。金属烤瓷修复体作为固定夹板则需要磨除较多的健康牙体组织,费用高,不易清洁,且预后效果不确定(图2-7)。

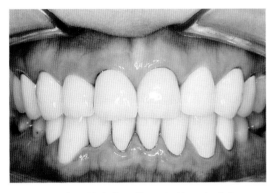

图2-3　金属烤瓷全冠戴入后引起牙龈变色(1)

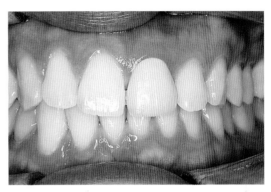

图2-4　金属烤瓷全冠戴入后引起牙龈变色(2)

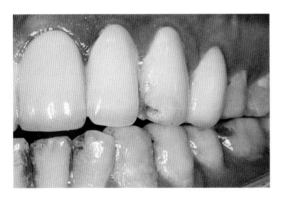

图2-5　左侧尖牙烤瓷冠崩瓷

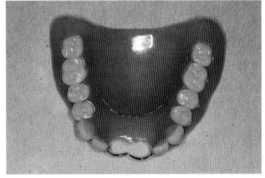

图2-6　聚甲基丙烯酸甲酯常作为义齿基托材料

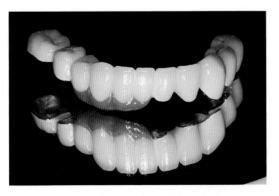

图2-7　金属烤瓷固定夹板修复体

4. 传统的即刻修复技术利用树脂人工牙、复合树脂、或者拔除的天然牙作为桥体，通过酸蚀粘接技术固定在两侧的邻牙上，但是粘接强度低，不能承担咬合力，所以临床成功率低。

第二节　金属树脂粘接固定义齿

与传统修复技术相比，粘接技术不需要磨除健康的牙体组织来获得必要的固位形和抗力形，因此极大的保存了天然牙的牙体组织。微创粘接技术不仅用于牙体缺损修复，也用于少数牙齿缺失的牙列缺损修复。

传统的固定义齿需要在两侧基牙上进行大量的牙体制备，依靠固位体（全冠或者部分冠）获得足够的支持和固位，牙体预备需要磨除63%～72%的牙体组织。而金属树脂粘接固定桥采用金属作为支架，只需在基牙上进行必要的机械固位形的牙体制备，单端树脂粘接桥的牙体预备仅需要磨除3%～30%的牙体组织。最早期的金属树脂粘接固定义齿（桥）设计称为Rochette固定桥（图2-8），主要由带孔的翼状固位体组成，是一种良好的过渡性修复方式。树脂粘接剂的出现使金属支架和牙体组织的粘接成为可能。随后出现了Maryland粘接固定桥，带孔的翼状固位体改良为非孔状的翼板结构（图2-9，图2-10），主要通过树脂粘接剂将金属支架粘接在釉质表面。设计良好的机械固位形可以增加金属粘接固定桥的固位力，比如环抱固位体、钉洞、沟槽等辅助固位形（图2-11）。研究显示，没有预备固位形的金属粘接固定桥的脱落率为47%，而有固位形时脱落率降为11%。如果适应证选择合适，金属树脂粘接桥可以作为（半）永久修复体。

Maryland粘接固定桥不适于修复跨度较大的缺失区，或者需要承担较大咬合应力的区域，比如尖牙，或者后牙区。Meta研究显示树脂粘接固定桥4年的临床存活率为74%，金属为支架的树脂粘接固定桥10年的临床成功率达到60%或者更高。修复体脱落是金属树脂粘接固定桥失败的主要原因，可能是由于树脂粘接剂和金属之间的粘接力不足，或者机械固位力不足导致的。树脂粘接剂的粘接力随着时间延长也在降低，最终的修复体脱落可能是由于持续的应力导致金属疲劳，或者粘接层的水解造成的。另外一个缺点是金属支架通过天然牙透出金属灰色，随着对牙色修复体需求的增加，复合树脂类材料作为粘接固定义齿的支架成为考虑的对象。

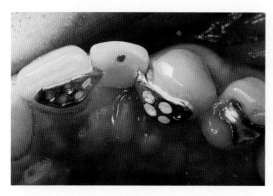

图2-8　Rochette固定桥（带孔翼状固位体）

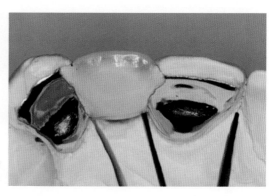

图2-9　Maryland固定桥（前牙翼板固位体）

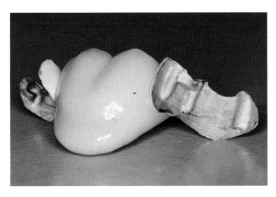

图2-10　Maryland 固定桥（后牙翼板固位体）

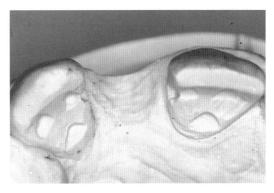

图2-11　基牙上制备机械固位形

第三节　纤维增强复合材料

一、纤维增强复合材料概述

纤维增强复合材料（fiber-reinforced materials）的发展始于20世纪中期，早期主要用于军用飞机的制造，但是很快用于工业领域，比如造船业、高档汽车、现代大型风车，以及桥体（图2-12）的制造，现在已广泛用于网球拍、鱼竿等。纤维增强复合材料主要是由纤维嵌合的聚合类复合材料构成，具有良好的机械特性。其主要特点是材料强度高而重量较低，强度和重量比值优于大多数的合金材料。尽管已经大量用于工业产品，但是纤维增强复合材料在牙科领域的使用仍然有限。工业用纤维复合材料不能马上应用于临床的原因是其有毒性，而且工业使用的纤维增强复合材料通常结构较大，而牙科修复体的体积较小。但是，仍然有一些类型的纤维材料可以和牙科复合树脂结合，从而形成牙科用的纤维增强复合树脂。

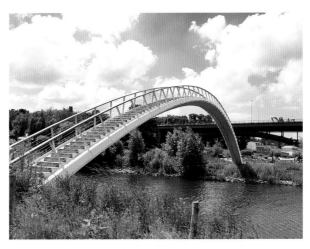

图2-12　纤维增强复合材料建造的桥

二、纤维增强复合树脂

复合树脂是牙科常用的修复材料。复合树脂主要是由树脂基质（resinous matrix）将石英或者玻璃颗粒结合在一起。通常用于牙体缺损的充填修复，或者作为贴面修复材料。纤维增强复合树脂（fiber-reinforced composite，FRC）是通过树脂基质将纤维材料结合在一起，具有良好的弹性和作为支架材料所需要的物理性能。

FRC 在牙科的应用最早出现在 20 世纪 60 年代，研究者试图通过置入玻璃纤维或者碳纤维来增加聚甲基丙烯酸甲酯的强度。80 年代，纤维增强材料开始用于种植体、固定修复体、正畸固位体，或者牙周夹板等修复体支架的制作。尽管这些材料具有良好的机械特性，但是由于缺乏足够的强度，以及复杂的临床操作步骤，在临床上没有得到广泛的推广使用。将纤维材料手工置入牙科树脂中的操作方法繁琐，纤维束在置入过程中容易污染、操作困难。虽然纤维的置入可以增加机械强度，但是手工法制作提高的强度远远低于其他的商业品牌产品。主要原因包括：①与树脂基质实际整合的纤维束较少，体积比不足 15%（工业产品中纤维的体积构成为 50%，甚至达到 70%）；②由于纤维束的低润湿性导致其与树脂基质之间偶联不足、甚至形成间隙，从而降低了纤维的增强作用。80 年代末，低黏度树脂浸润纤维束，或者预浸润纤维束（pre-impregnated）技术得到了很大的发展，可以通过制造参数控制纤维的数量和体积、树脂的黏度、浸入的速度和纤维束的张力等来获得较高的纤维含量，以及纤维和树脂之间的偶联。早期用于临床试验的为预浸润玻璃纤维加强复合树脂制作的正畸保持器，其平均使用寿命为 20.4 个月，材料本身折裂导致的失败率仅为 6%，证明其物理机械性能可以满足临床使用。随后对预浸润玻璃加强聚碳酸酯进行了系列的临床研究，失败病例主要发生在粘接表面，或者在树脂基质内，没有出现纤维材料的机械折裂，因此进一步确定了其在临床使用的可行性。

三、纤维增强复合树脂在牙科的临床应用

FRC 可以用于制作单冠、前牙或者后牙的固定义齿、即刻修复，以及牙周夹板。

对于单冠或者固定义齿修复，FRC 代替传统金属烤瓷修复体的金属基底，而颗粒复合树脂代替瓷层部分，这类修复体称为纤维增强复合树脂固定义齿。它将 FRC 材料良好的强度和硬度，以及颗粒复合树脂的美观和耐磨性结合起来。FRC 作为修复体支架材料时，其表层是具有黏性的抗氧化层，可以与颗粒复合树脂形成良好的化学结合，因此不像金属基底需要进行表面处理才能为表层材料提供物理机械固位。与金属树脂粘接固定桥相比，纤维增强复合树脂修复体具有良好的色泽、射线可透性、良好的粘接性和容易修复等特点。而且，FRC 修复体制作简单，与金属支架的制作相比，只需要将纤维复合树脂材料置于患者口内（直接法制作），或者修复体模型上（间接法制作），即可完成制作。因为它可以直接粘接在基牙上，所以当基牙不能提供良好的固位形和抗力形时，这类修复体具有更好的优势。

FRC 修复体适应证广泛，可以用于大面积的牙体修复、树脂粘接固定桥修复，椅旁即刻修复以及牙周夹板等。但是临床医师必须掌握这些材料的基本结构和类型，以及支架的设计等，才能针对临床病例正确选择和制作合适的 FRC 修复体。

（张倩，罗涛，Cees M. Kreulen）

参考文献

1. Antonson DE. Immediate temporary bridge using an extracted tooth. Dent Surv，1980，56：22-25

2. Cacciafesta V，Sfondrini MF，Lena A，et al. Flexural strengths of fiber-reinforced composites polymerized with conventional with light-curing and additional postcuring. Am J Orthod Dentofacial Orthop，2007，132：524-527

3. Creugers NHJ，Snoek PA，Van't Hof MA. Clinical performance of resin-bonded bridges：a 5-year prospective study. Part I：Design of the study and influence of experimental variables. J Oral Rehabil，1989，16：427-436

4. Creugers NHJ，Snoek PA，Van't Hof MA. Clinical performance of resin-bonded bridges：a 5-year prospective study. Part III：Failure characteristics and survival after rebonding. J Oral Rehabil，1990，17：179-186

5. Creugers NHJ，Van't Hof MA. An analysis of clinical studies on resin-bonded bridges. J Dent Res，1991，70：146-149

6. Creugers NHJ，Kayser AF，Van't Hof MA. A seven-and-a-half-year survival study of resin-bonded bridges. J Dent Res，1992，71：1822-1825

7. Council on Dental Materials，Instruments，and Equipment. Report on base metal alloys for crown and bridge applications：Benefits and risks. J Am Dent Assoc，1985，111：479-483

8. Davila JM，Gwinnett AV. Clinical and microscopic evaluation of a bridge using the acid-etch technique. J Dent Child，1978，45：228-232

9. Edelhoff D，Sorensen JA. Tooth structure removal associated with various preparation designs for anterior teeth. Journal of Prosthetic Dentistry，2002，87：503-509

10. Ellakwa A，Shortall AC，Shehata MK，et al. The influence of fiber placement and position on the efficiency of reinforcement of fiber reinforced composite bridgework. J Oral Rehab，2001，28：785-791

11. Freilich MA，Karmaker AC，Burstone CJ，et al. Flexure strength of rein-forced composites designed for prosthodontics applications. J Dent Res，1997，76（special issue）：138

12. Goldstein RE，Lancaster JS. Survey of patient attitudes toward current esthetic procedures. J Prosthet Dent，1984，52：775-780

13. Karmaker AC，DiBenedetto AT，Goldberg AJ. Continuous fiber reinforced composite materials as alternatives for metal alloys used for dental appliances. J Biomater Appl，1997，11：318-328

14. Ketabi AR，Kaus T，Herdach F，et al. Thirteen-year follow-up study of resin-bonded fixed partial dentures. Quintessence Int，2004，35：407-410

15. Levenson MF. The use of a clear，pliable film to form a fiberglass-reinforced splint. J Am Dent Assoc，1986，112：79-80

16. Malquarti G，Berruet RG，Bois D. Prosthetic use of carbon fiber-reinforced epoxy resin for esthetic crowns and fixed partial dentures. J Prosthet Dent，1990，63：251-257

17. Martin A Freilich，Jonathan C Meiers，Jacqueline P Duncan，A. Jon Goldberg. Fiber-reinforced composites in clinical dentistry. Berlin：Quintessence，2000

18. Nathanson D，Moin K. Metal-reinforced anterior tooth replacement using acid-etch-composite resin technique. J Prosthet Dent，1980，43：408-412

19. Petrie CS，Eick JD，Williams K，et al. A comparison of 3 alloy surface treatments for resin-bonded prostheses. J Prosthodont，2001，10：217-223

20. Pröbster B, Henrich G. 11-year follow-up study of resin-bonded fixed partial dentures. Int J Prosthodont, 1997, 10: 259-268

21. Saunders WP. Resin-bonded bridgework: a review. J Dent, 1989, 17: 255-265

22. Sfondrini MF, Fraticelli D, Castellazzi L, et al. Clinical evaluation of bond failures and survival between mandibular canine-to-canine retainers made of flexible spiral wire and fiber-reinforced composite. J Clin Exp Dent, 2014, 1: e145-149

23. Simonsen RJ. The acid etch techniques in fixed prostheses. An update (Ⅱ). Quintessence Int Dent Dig, 1980, 11: 27-32

24. Simonsen R, Thompson VP, Barrack G. Etching Cast Restorations: Clinical and Laboratory Techniques. Chicago: Quintessence, 1983

25. Soares CJ, Pizi EC, Fonseca RB, et al. Mechanical properties of light-cured composites polymerized with several additional post-curing methods. Oper Dent, 2005, 30 (3): 389-394

26. Verzijden CW, Creugers NHJ, Mulder J. A multi-practice clinical study on posterior resin-bonded bridges: a 2.5-year interim report. J Dent Res, 1994, 73 (2): 529-535

27. Verzijden CW, Creugers NHJ, Van't Hof MA. A meta-analysis of two different trials on posterior resin bonded bridges. J Dent, 1994, 22: 29-32

28. White SN, Golshanara A. Fatigue of resin cement-base metal alloy bond strength. J Prosthodont, 1996, 5: 253-258

第三章
纤维增强复合树脂的结构和特点

第一节　纤维增强复合树脂的结构组成

一、复合树脂

复合材料是由至少两种不同的化学成分组成，可以利用每种成分的特点生产满足不同使用目的的合成材料。复合材料中，一种成分为连接材料，就是所谓的基质（matrix），另一种是为基质提供强度的成分称为填料（filler），可以是颗粒或者纤维。

复合树脂（composite）是牙科常用的充填修复材料，主要是由树脂基质（resinous matrix）将石英或者玻璃颗粒结合在一起，通常是丙烯酸单体基质和颗粒聚合物的复合物，颗粒直径在 $1\sim5\mu m$ 或者亚微米结构。复合树脂可用于牙体缺损的充填修复，也可用于贴面修复。复合树脂的特性受到很多因素的影响，比如颗粒填料的大小、数目和基质的组成、颗粒和基质之间的粘接，以及聚合的状态等，硅烷偶联剂可以提高树脂基质和颗粒填料之间的粘接。通过混合不同大小的颗粒填料可以改变复合树脂的强度、硬度和耐磨性。

二、牙科纤维增强复合树脂

牙科领域常用的牙科纤维增强复合树脂（FRC）包括至少两种不同成分的结构材料，通过树脂基质将纤维材料结合在一起，具有良好的机械特性。纤维部分提供强度和硬度，周围的基质提供支持和可操作性。它与复合树脂不同，复合树脂中的颗粒填料没有特定的方向性，因此是一种各向同性的聚合物，其机械和热特性不会随着载荷方向的改变而发生变化。主要缺点是有限的抗剪切强度和抗拉强度，特别是对于后牙区的修复。而 FRC 通过置入具有方向性的纤维填料，比如玻璃纤维（glass fibers）、碳纤维（carbon fibers）、聚酰胺纤维（aramid fibers）或者超高分子量聚乙烯纤维（ultra high molecular weight polyethylene，UHMWPE）来制作合成材料。因为纤维具有一定的方向性，所以这种材料为各向异性聚合物，在与纤维平行的方向获得较好的抗剪切、抗拉强度和硬度，而与纤维垂直的方向，其强度较低，通过良好的支架设计可以用于后牙的桥修复。

第二节　纤维增强复合树脂的类型

一、根据纤维成分 FRC 分类

FRC 材料的强度与纤维的主要走向（纵向或者横向）密切相关。与树脂基质相比，纤维（常用的纤维如玻璃纤维、碳纤维和聚乙烯纤维）具有较高的硬度和强度，断裂前大都具有线性弹性行为。下面是一些常用纤维材料的类型和特点：

1. 玻璃纤维（glass fibers）　玻璃纤维的主要组成为氧化硅（主要是石英），加入其他的氧化物，如：铝、钙、钠、钾和镁会影响其物理特性。可以通过加入不同的氧化物来研发不同类型的玻璃纤维，最常用的为 E 玻璃纤维（铝硼硅酸盐玻璃）。玻璃纤维的优点是其良好的强度、透明性和相对较低的费用。玻璃纤维抗拉强度高，将其加入树脂基质中，可减少树脂在一定负荷下的形变，明显提高树脂的抗疲劳性能和抗拉能力，大大提高树脂粘接桥的强度，延长修复体的使用寿命。

玻璃纤维增强复合材料的抗弯曲强度最高，其次是芳纶和尼龙纤维。玻璃纤维不仅可加强 FRC 的力学性能，而且具有良好的美观性，与基质之间可通过硅烷偶联剂良好地粘接，所以玻璃纤维的应用最广泛。但是，它的硬度中等，其表面易出现裂纹。当对强度要求高而硬度要求低时玻璃纤维增强复合树脂更适用。因为热塑化树脂基质很难与牙体表面获得良好的粘接效果，从而选择双酚 A 双甲基丙烯酸缩水甘油酯（bisphenol glycidyl methacrylate，bis-GMA）树脂作为 FRC 的基质。临床上广泛使用的 FRC 材料多为玻璃纤维和 bis-GMA 的复合材料。

2. 碳纤维（carbon fibers）　碳纤维在 60 年代初期得到了发展。事实上它是一种合成纤维，经过加热 2000℃碳化，重组为六边形的石墨结构。当这些石墨盘纵向平行排列时就形成了具有较高硬度和强度的纤维，但横断面的强度低于纵向强度。虽然可耐受较高的温度和压力，提高 FRC 的抗疲劳性、抗拉强度和弹性模量，但其表面为黑色，美观效果较差。早期的纤维桩大多为碳纤维。

3. 合成纤维（synthetic fibers）　碳纤维发展后期出现了超强合成纤维，比如芳香族聚酰胺纤维（aramid fibers）和聚乙烯纤维（polyethylene fibers）。芳香族聚酰胺纤维，也称为芳纶纤维，如杜邦公司的 Kevlar 和荷兰研发的 Twaron。这些纤维具有良好的热稳定性，力学性能稳定、熔点较高，但却存在着严重的光降解作用，即可见光和紫外光皆能使其变色，降低其力学性能。芳纶纤维因其各向异性和剪切刚度低，故其对轴向压力的抗力较低；同时，也存在着美观性差和抛光困难等问题。

聚乙烯纤维具有延展性好、颜色与牙色一致、密度低、生物相容性好等优点。主要问题在于聚乙烯纤维和树脂界面间是否有充分的粘接力。在电子显微镜下，玻璃纤维和树脂基质之间有较好的粘接性能，而聚乙烯纤维与树脂基质之间的粘接性能就相对较差。有人曾尝试用等离子处理、化学处理和放射处理来活化聚乙烯表面以解决这个问题，然而上述方法都不能有效地加强它和聚合体基质之间的粘接性能。

二、根据纤维走向 FRC 分类

根据纤维的排列，FRC 可以分为单向纤维（unidirectional fibers）、网状（braided fibers）和编织状纤维（woven fibers）。单向纤维呈单向平行、连续排列的类型，临床上使用最广泛。通常 7～10μm 直径的纤维最常用。

FRC 纤维的选择取决于使用目的和制作方法。纤维桩大多由碳纤维或者玻璃纤维制造而成，而聚合物加强材料，比如聚乙烯纤维，常用于修复体的间接法制作。根据纤维的类型、走向和是否树脂预浸润（pre-impregnation），常见的纤维产品类型和结构请参见表 3-1。

表 3-1　不同纤维类型的特点

纤维类型	商业品牌	纤维方向	是否预浸润
聚乙烯纤维	Ribbond	编织状	否
	DVA FIBERS	单向平行	否
	Connect	双向平行	否
聚酰胺纤维	Fiber Flex（Kevlar）	单向平行	否
	Twaron	单向平行	否
玻璃纤维	GlasSpan	双向平行	否
	Fiber-Splint	编织状	否
	Vectris	编织状/单向平行	单体
	Fibre-Kor	单向平行	单体
	Stick/Everstick	单向平行/编织状	聚合物

第三节　纤维增强复合树脂的特点

FRC 为各向异性材料，其机械性能很大程度上取决于纤维的方向。机械性能在与纤维方向平行时最高，与纤维方向垂直时最低。各类纤维的结构、特点和组成可以满足对不同 FRC 材料机械和制作性能的需要。了解 FRC 的性能，有助于临床更好的选择和使用。

1. FRC 的硬度和强度　在基质中置入单向平行纤维约 1000 到 200 000 个，FRC 材料就具有各向异性。纤维平行排列可以最大化增加 FRC 的硬度。碳纤维增强复合材料的硬度是未加入纤维复合材料的 50 倍。FRC 的机械特性很大程度上取决于纤维置入的方向，有研究显示材料强度的增加主要和单向玻璃纤维相关，纤维走向的不同会影响材料可以承受的最大载荷。双向纤维材料是由编织纤维（woven fibers）组成，纤维具有 2～3 个方向，产生正交各向异性。还有一种随机方向的纤维结构，有长、短区分，将其置入复合树脂中也会产生各向同性。这种结构和复合树脂相似，只是将颗粒填料换为短纤维。

2. FRC 的热机械特性　纤维纵向的热膨胀率高于横向。因为纤维只沿着纵向长轴膨胀，因此产生内压力。从临床角度来看，这些应力和修复体的长期稳定性相关。比如，贴面复合材料表层的脱落可能是因为材料的热系数不同,在交界处产生应力导致的。

3．聚合后的收缩 由于 FRC 材料的各向异性特点,基质可能会在横断面方向产生收缩,但是收缩是否会导致纤维和基质的分离还不清楚。

4．纤维与基质的粘接 研究显示当纤维和基质之间的粘接力增加,材料的机械强度也会增加。为了在纤维和基质之间获得足够的粘接,纤维需要经过高黏性的树脂浸润。对于玻璃纤维,有效浸润的方法是加强纤维与多孔线性聚合物的工业预浸润,然后与以 Bis-GMA-TEGDMA 为基础的光固化单体树脂浸润。这种方法可以在纤维之间形成 PMMA- 二甲基丙烯酸酯的聚合网结构,具有良好的粘接性。玻璃纤维增强复合树脂中纤维和基质之间的粘接力显著高于碳纤维。

5．纤维的体积 纤维束中纤维的体积越大,FRC 材料的强度越大,修复体结构在沿着纤维方向的抗拉强度越大。树脂预浸润的玻璃纤维复合材料中,纤维大约为 65%,修复体的强度与横断面纤维的相对数量相关。与游离的纤维束相比,将纤维束埋入合成基质内可以产生较大的抗拉强度。因为基质可以分散吸收机械应力,并能将载荷应力在纤维间传递,所以纤维和聚合基质之间良好的结合非常重要。

6．树脂基质的吸水性 因为聚合物的极性,树脂基质允许水的扩散和吸收,水吸收主要发生在树脂基质内,而不是在纤维和基质的界面。当水在聚合基质中扩散,到达硅烷化纤维层和聚合物层界面时,水解作用可能会发生,从而降低 FRC 的物理性能。

水分子进入聚合体基质后,其作用相当于增塑剂,可以缓解聚合过程中产生的内部应力,但同时也会降低树脂的强度。影响吸水性的因素如下:①纤维与基质的比例:FRC 样本的吸水量与纤维的数量成反比,因为纤维数量的降低,FRC 中吸水性的复合基质的数量相对增加;②基质聚合物的亲水性:亲水性树脂越多,吸收的水分就越多;③纤维与树脂的浸润性:如果浸润不充分,水份会通过因粘接不充分而形成的纤维 - 基质界面的裂纹和空腔扩散,这比沿着树脂基质通过的速度估计要快 450 倍。

Vallittu 研究显示,E- 玻璃纤维制成的 FRC 的极限弯曲强度,与干燥的 FRC 相比较大约降低了 27%。Chai 等比较了水对 FiberKor、Stick 和 Vectris 三种 FRC 的影响,结果发现水对其弯曲强度的影响程度不一样,但对弯曲模量的影响程度没有明显差别。这种水解作用发生在水储存后的最初 4 周,在余留时间内稳定在这个水平。其原因可能在于水储存后,玻璃纤维表面的离子或氧化物被过滤掉。有报道指出,E- 玻璃纤维表面的成分如三氧化二硼,可能增加 FRC 的水溶性降解。有学者在关于一种不含三氧化二硼但其组成成分类似于 E- 玻璃纤维的玻璃纤维的吸水性对弯曲强度影响的文章中指出,水储存使该玻璃纤维的弯曲强度降低了 66%,弯曲模量降低了 60%;所以就组成成分而言,还不能说明三氧化二硼引起了纤维弯曲强度的降低。也有学者认为,吸水性会缓冲复合树脂固化过程中的聚合收缩,缓解固化过程中形成的内部应力。Anttila 等发现,单向的 FRC 在强化纤维的横向上存在着相对高的聚合收缩度(0.41%),而沿纤维方向上产生的聚合收缩较小(0.02%),双向的 FRC 收缩度较低(0.03%)。

(张倩)

参考文献

1. Anttila EJ, Krintil OH, Laurila TK, et al. Evaluation of polymerization shrinkage and hydroscopic expansion of fiber -reinforced biocomposites using optical fiber Bragg grating sensors. Dent Mater, 2008, 24: 1720-1727

2. Behr M, Rosentritt M, Faltermeier A, et al. Electron beam irradiation of dental composites. Dent Mater, 2005, 21: 804-810

3. Behr M, Rosentritt M, Dümmler F, et al. The influence of electron beam irradiation on fibre-reinforced composite specimens. J Oral Rehabil, 2006, 33: 447-451

4. Chai J, Takahashi Y, Hisama K, et al. Effect of water storage on the flexural properties of three glass fiber-reinforced composites. Int J Prosthodont, 2005, 18: 28-33

5. Dyer SR, Lassila LV, Jokinen M, et al. Effect of fiber position and orientation on fracture load of fiber-reinforced composite. Dent Mater, 2004, 20: 947-955

6. Hamza T, Rosenstiel SF, Elhosary MM, et al. The effect of fiber reinforcement on the fracture toughness and flexural strength of provisional restorative resins. J Prosthet Dent, 2004, 91: 258-264

7. Kolbeck C, Rosentritt M, Behr M, et al. Fracture strength and bond capacities of electron irradiated fiber reinforced composites. Dent Mater, 2007, 23: 1529-1534

8. Lassila LV, Tanner J, Le Bell AM, et al. Flexural properties of fiber reinforced root canal posts. Dent Mater, 2004, 20: 29-36

9. Lastum TM, Lassila LV, Vallittu PK. The semi-inter-penetrating polymer network matrix of fiber-reinforced composite and its effect on the surface adhesive properties. J Mater Sci Mater Med, 2003, 14: 803-809

10. Martin A Freilich, Jonathan C Meiers, Jacqueline P Duncan, et al. Fiber-reinforced composites in clinical dentistry. Chicago: Quintessence, 2000

11. Meric G, Ruyter IE. Influence of thermal cycling on flexural properties of composites reinforced with unidirectional silica -glass fibers. Dent Mater, 2008, 24: 1050-1057

12. Meric G, Dahl JE, Ruyter IE. Physicochemical evaluation of silica-glass fiber reinforced polymers for prosthodontic applications. Eur J Oral Sci, 2005, 113: 258-264

13. Tezvergil A, Lassila LV, Vallittu PK. The shear bond strength of bidirectional and random-oriented fibre-reinforced composite to tooth structure. J Dent, 2005, 33: 509-516

14. Tezvergil A, Lassila LV, Vallittu PK. The effect of fiber orientation on the polymerization shrinkage strain of fiber-reinforced composites. Dent Mater, 2006, 22: 610-616

15. Vallittu PK. Flexural properties of acrylic resin polymers reinforced with unidirectional and woven glass fibers. J Prosthet Dent, 1999; 81: 318-326

16. Vallittu PK. Strength and interfacial adhesion of FRC-tooth system. In the second international symposium on fiber-reinforced plastics in dentistry, a scientific workshop on dental fiber-reinforced composites. Nijmegen, 2001

17. Vallittu PK, Vojtkova H, Lassila LV. Impact strength of denture polymethyl methacrylate reinforced with continuous glass fibers or metal wire. Acta Odont Scand, 1995; 53: 392-396

18. Vallittu PK. Effect of 180-week water storage on the flexural properties of E-glass and silica fiber acrylic resin composite. Int J Prosthodont, 2000, 13: 334-339

19. Heumen CV. Fiber-reinforced adhesive bridges: Clinical and laboratory performance. Netherlands: Radboud univeristy, 2010

第四章

纤维增强复合树脂固定义齿

第一节　纤维增强复合树脂固定义齿的定义和应用原理

一、定义

纤维增强复合树脂粘接固定义齿（fiber-reinforced composite resin-bonded fixed partial denture，FRC-RBFPD），也称为纤维增强复合树脂固定义齿（桥）（fiber-reinforced composite fixed partial denture，FRC-FPD）。它是利用纤维增强复合树脂（FRC）作为修复体加强支架，使用颗粒复合树脂制作修复体外形的一种固定修复体，属于微创修复技术。具备磨除牙体组织少、无金属、美观、操作简单、便于口内修理等优点。图4-1～图4-5展示了FRC-FPD修复上下颌双侧侧切牙。

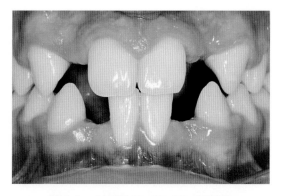

图 4-1　上下颌 12、22、32、42 缺失

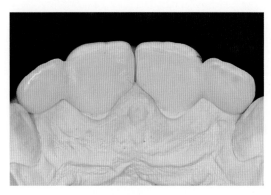

图 4-2　制作完成的上颌 FRC-FPDs

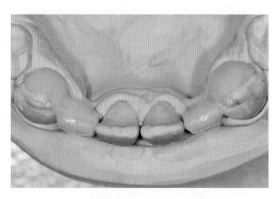

图 4-3　制作完成的下颌 FRC-FPDs

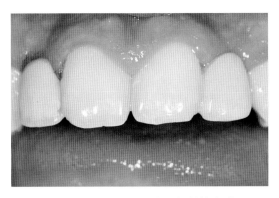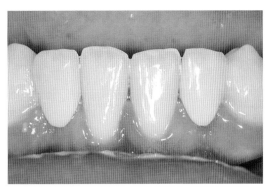

图4-4　FRC-FPDs 在上颌粘接完成　　　　图4-5　FRC-FPDs 在下颌粘接完成

二、纤维增强复合树脂固定义齿修复的基本原理

固定义齿修复牙列缺损的传统方法是利用全冠作为固位体,与桥体相连修复缺失牙。全冠可以是金属材料、金属烤瓷材料或者全瓷材料。传统的全冠固位体的固位来源于从𬌗面到颈部边缘的锥形牙体预备外形,预备后的牙体表面和全冠内表面的摩擦力为固位体提供固位。全冠固位体最主要的缺点是需要磨除健康牙体组织,从而使牙齿的强度降低,牙髓感染的风险增加。

微创修复是将人工牙粘接到两侧基牙的表面。牙科粘接技术的发展使牙色修复材料和牙体组织之间可以获得可靠的粘接效果。但是,仅将人工牙粘接在两侧基牙邻面并不能获得良好的效果,因为粘接层在剪切力的作用下容易发生折裂,而类似于固定桥支架的设计可以抵抗剪切力。

临床中粘接固定桥的支架结构可以采用金属丝,或者聚乙烯纤维,但是这些增强材料都不能与复合树脂产生良好的粘接。硅烷化的玻璃纤维可以与树脂产生良好的结合,类似于树脂中的玻璃颗粒填料。由玻璃纤维和树脂直接法制作的固定桥见图4-6。

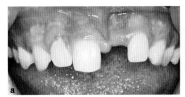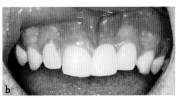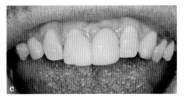

图4-6　直接法制作的纤维增强复合树脂固定桥
a. 修复治疗前　b. 修复治疗完成　c. 修复治疗后8.5年

第二节　纤维增强复合树脂固定义齿的组成、分类和结构特点

纤维增强复合树脂制作的固定义齿包括基底部分(substructure)和上部结构(suprastructure)。基底部分由树脂基质浸润的玻璃纤维束组成,而上部结构由覆盖基底的颗粒型复合树脂构成

17

（图4-7，图4-8）。机械性能检测和临床试验证实纤维增强复合树脂支架结构能够提供足够的强度和刚性，并能承受表层颗粒复合树脂材料传递的应力。这种结构的修复体将纤维增强复合材料良好的强度、刚度与颗粒复合材料的耐磨性和美观性完美地结合起来。

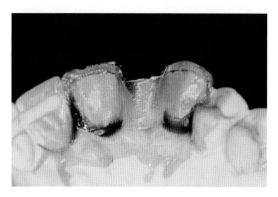

图4-7　FRC-FPD中树脂浸润的纤维束

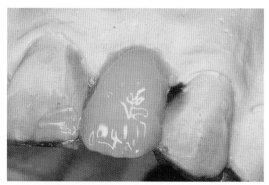

图4-8　FRC-FPD中的上部复合树脂

一、基底和支架结构 (substructure and framework)

FRC材料的结构和特点在前面的章节中已经介绍，目前使用的纤维材料主要为树脂预浸润的FRC。预浸润制作技术可以获得足够数量的增强纤维，减小纤维和浸润树脂之间的空隙，保证预浸润纤维之间以及纤维支架和表层复合树脂之间良好的粘接性。手工制作和机械制作FRC材料横断面扫描电子显微照片显示在连接体区域有许多小空隙，它的数量和大小可以通过制作技术的提高而降到最低。如果在修复体重要部位存在大的空隙，则会降低修复体的成功率。三点应力实验结果显示：预浸润单向FRC的承载力是一些手工浸润编织状FRC的2～3倍，其弹性模量是它们的10倍。

通常技工室使用的光固化或者热聚合FRC的强度是普通颗粒复合树脂的7倍，而且其硬度更高。由于FRC材料的透明外观，不需要在FRC基底结构上放置额外的遮色材料。所以即使FRC基底结构上层的颗粒复合材料较薄（大约0.5mm）仍然不影响修复体良好的美观性。

二、上部结构和表层 (supra-structure and veneer)

颗粒复合树脂材料的发展推动了FRC修复技术的发展。许多产品采用了新的聚合配方、改进了充填物的颗粒分布，随着真空和热聚合技术的应用，材料的抗磨耗和抗折裂性能得到了很大的提高。在FRC基底结构上制作修复体，这种复合材料可以提供良好的长期成功率。

三、FRC-FPD的分类

1. 依据制作方法分类　FRC-FPD的制作包括直接法和间接法。

（1）直接法制作技术是在患者口内利用纤维材料和复合树脂直接制作完成修复体。这种技术的优点是临床操作简单，只需一次就诊。修复体的固位力取决于树脂材料和釉质或者牙本质之间的粘接强度。通常使用直接法进行牙周夹板的制作。

（2）间接法是由技师在模型上对修复体进行设计和制作完成，减少椅旁时间，可以获得良好的美学效果和机械性能。复合树脂材料通常为技工室专用复合材料（图4-9），需要光固化炉完成最后的聚合反应，聚合后材料的特性会提高，比如抗拉伸强度和承载能力。与未退火的复合树脂材料相比，聚合良好、具有较高树脂分子转变率的交联聚合物更难获得良好的粘接。所以，在口内粘接前需要进行喷砂或加入硅烷偶联剂或使用中间单体树脂，来增强粘接效果。

（3）纤维增强复合材料具有可以联合使用直接和间接技术的优势，间接法制作完成的修复体可以在口内进行调整，然后与后置入的复合树脂进行固化结合。而传统的金属烤瓷树脂粘接桥几乎不可能做到。

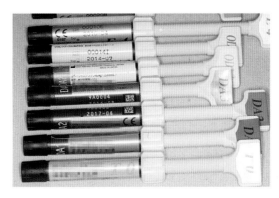

图4-9　技工室专用复合材料

2. 依据FRC-FPD固位体的种类分类　主要分为四类。

（1）表面固位修复体（surface-retained FRC）：表面固位体又称为翼状固位体，或者称为Maryland式固位体。主要覆盖基牙的舌面或者颊面，粘接固位为主（图4-10）。

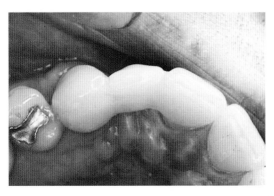
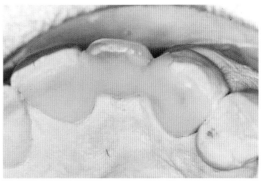

图4-10　翼状固位式前牙FRC固定义齿

（2）嵌体固位修复体（inlay-retained FRC）：位于基牙的𬌗面，常见于基牙中存在充填体的情况，依靠基牙原有的充填固位形来制备固位形（图4-11）。

（3）冠固位修复体（crown-retained FRC）：基牙为全冠或者部分冠。在临床上使用较少（图4-12）。

（4）混合固位修复体（hybrid-retained FRC）：固位体为以上任何一种固位体类型的联合（图 4-12，图 4-13）。

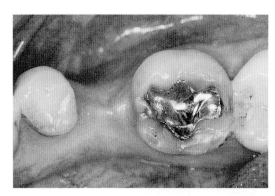
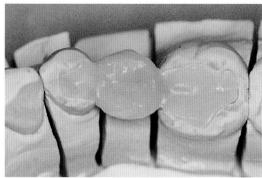

图 4-11 嵌体固位式 FRC 固定义齿

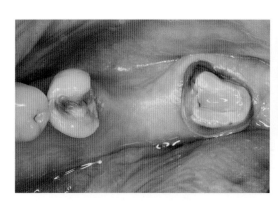
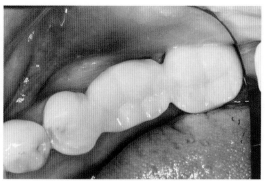

图 4-12 混合（嵌体和全冠）固位式后牙 FRC 固定义齿（磨牙为全冠固位体）

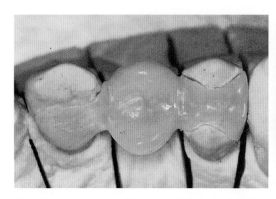
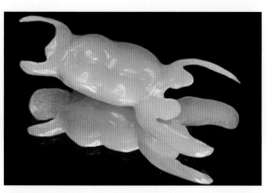

图 4-13 Maryland 式的 FRC 固定义齿，颊舌侧采用翼状固位体设计，基牙的𬌗面采用𬌗支托。没有制作邻面垂直向固位沟

四、FRC-FPD 应力分析和影响因素

三维有限元法分析嵌体固位 FRC-FPD 应力分布时发现：桥体受到与𬌗面垂直载荷时，其最大应力集中在连接体区；受到与颊面垂直的载荷时，其应力集中在基牙嵌体洞型的颈边缘。亦有研究采用二维有限元法比较不同修复材料和牙体预备方法对修复体应力分布的影响，结果表明材料和牙体预备设计对应力分布类型没有明显影响。从应力分布角度来看，应力的峰值集中在连接体区，通常此区体积较小，修复体的折裂易从这个部位开始，因此在设计时增加此区域的纤维体积，可以一定程度的减少修复体的折裂。

当载荷作用于修复体时，应力可以分解为作用于基牙𬌗面的压应力、颈部的拉应力，以及剪切力。修复体的弯曲变形趋势会增加颈部的拉应力。理论上除了连接体处，在修复体的中部和颈部也容易发生折裂，应该在这个区域置入与拉应力方向垂直的纤维。纤维束置入的位置会影响拉应力的分布和材料的弯曲应力。三点应力弯曲实验显示当纤维束置入拉应力侧时其抵抗载荷的能力最强。合成材料的机械特性受到其设计组成的影响，比如纤维的方向、类型和纤维的结构体积，因此纤维束置入的方向和位置对于 FRC-FPD 的长期成功率非常重要。

了解影响 FRC-FPD 修复体应力分布的各种因素，可以帮助我们设计良好的修复体。主要的影响因素有：

1. 纤维的位置和走向　纤维的位置和走向不仅对 FRC-FPD 力学性能有影响，还对其粘接性能以及热膨胀和聚合收缩有重要的影响。目前最好的结构优化方法是把纤维放在桥体的底部并使其向连接体区延伸形成 U 形，纤维走向与最大主应力的方向一致，这样可减少树脂层和 FRC 界面之间的应力。此外，U 形设计对洞型预备的要求降低，而且有助于降低或消除连接体的应力集中。研究显示把纤维放在桥体的拉应力侧，且与最大主应力方向平行，具有很好的加强效果。

Ellakwa 等对距拉应力侧的五个不同位置进行试验，比较弯曲强度和应变能后，结果表明纤维放在拉应力侧（距离拉应力面 0mm），能明显提高义齿的弯曲强度和应变能。将纤维从距拉应力 0mm 处移到 1.5mm 处，弯曲强度明显降低，但不影响其应变能；将纤维放在距拉应力侧 2.5mm 处，其弯曲强度和应变能明显降低。

2. 纤维的排列（architecture）　纤维的排列有单向型、网状型和编织型。Vallittu 等提出了随机走向的短纤维（即长度在临界纤维长度 0.5～1.6mm 之上）。短纤维在多方向上提供了一种各向同性的强化。该研究表明，由短纤维和交联网状聚合基质（interpenetrating polymer network，IPN）制成的修复体，其承受负荷的能力比类似的修复体要好。Dyer 等采用三点应力实验，比较在拉应力侧分别放置单向玻璃纤维、双向网状的 E- 玻璃纤维和随机走向的 UHMWPE 网状纤维，单向玻璃纤维的抗折裂强度更高。就纤维加强效果而言，单向连续纤维在沿纤维方向时可最大程度地强化 FRC-FPD；当应力与纤维方向倾斜或垂直时，其加强作用减弱甚至消失。单向的纤维材料是高度各向异性的；网状纤维在两个方向上加强 FRC-FPD，加强作用被平均分在纵向和横向两个方向上。所以，如果假设单向纤维的加强效果是 1，那么网状纤维的就是 0.5，短纤维在三维方向上的纤维加强效果则是 0.2。

对于 FRC-FPD，高弹性模量的支架部分是必需的，这与金属烤瓷修复体中金属基底支持瓷结构相似。对于理想的单向平行 FRC，沿着纤维方向的弹性模量和强度与纤维的体积，以及纤维和基质的特性呈正比，这种关系称为"混合法则"。当修复体在某一个方向需要应力加强时，比如桩核或者固定修复体的桥体部分，最好置入高容量的单向平行纤维。美学要求不高时，可以选择碳纤维；当需要较好的透明性和良好的机械特性时，玻璃纤维更适合。典型的预浸润单向平行 FRC 大概含有 45% 的玻璃纤维，其弯曲模量大约在 28～34GPa，抗弯强度在 600～1000MPa，大约是普通复合树脂的 10 倍。当作用在修复体上的载荷方向与纤维走向不平行时，修复体的机械特性降低，更加依赖于树脂基质的特性，这种改变仍然遵循"混合法则"。因此在研发 FRC 以及设计 FRC-FPD 的纤维置入方向和数量时应遵循此原则。

3. 纤维的数量　增加纤维的数量可以提高桥体的机械强度。Dyer 等通过比较两种 FRC 修复系统、桥体横截面四种不同纤维体积分数（0、18%、43%、66%）测试样本的初始失败（initial failure，IF）负荷值，结果表明只有在 EverStick 组横截面 FRC 体积分数超过 43% 和 Targis/VecTris 组横截面 FRC 体积分数超过 66% 时，样本初始失败的平均负荷值与对照组之间才有明显的差别。该结果说明，高纤维含量的支架设计比低含量的要好。Freilich 等人研究发现，高纤维含量的设计在平均观察 3.75 年的留存率是 95%，而低质量的则为 62%。

4. 纤维表面的处理　为了保证良好的粘接，有必要采用表面处理剂或偶联剂（也叫浸润剂）来处理纤维表面。浸润剂处理可达到 3 个目的：可提高纤维 / 基质的黏合性，便于加工，保护纤维防止断裂。通常经表面处理后，玻璃纤维表面的活性基团增多，对树脂的浸润性增加，能够提高复合材料粘接性能，理论上可减少树脂层的剥离。

有机硅烷处理是玻璃纤维表面最常用的处理方式。研究显示，单向硅烷化的 FRC 能用于强化复合树脂材料，可以在口腔临床中长期应用。

5. 纤维与树脂基质的浸润性　口腔修复中常用的树脂基质通常是多相的丙烯酸树脂系统——预聚合的粉状（主要是 PMMA）和液状的单体例如甲基丙烯酸甲酯（MMA）作为树脂基质，但是这样的聚合物 - 单体混合物的相对黏性较高，很难使纤维与树脂基质充分预浸润。即便是低黏性的自固化树脂混合物，在纤维复合体中仍存在浸润差的地方，譬如纤维间的孔洞。

纤维与树脂基质充分的预浸润可降低空隙的形成，避免在加载时形成应力集中。理论上，降低黏性可以提高纤维与树脂的浸润；然而，与正常粉液比树脂的聚合收缩相比，单体的高比例会增加聚合收缩，并由此导致在纤维与聚合基质之间产生裂缝。聚合收缩度高也会稍微增加 FRC 的形变。

浸润差会带来下面的问题：①浸润差的区域吸水性增加并产生有害的水解作用，降低 FRC 的力学性能；②口腔微生物会渗入到浸润差的 FRC 的空隙中，造成 FRC 染色；③浸润差的 FRC 的孔隙存留氧气，氧气会抑制复合体中丙烯酸树脂的自由基聚合，从而使 FRC 的残留单体量增加，降低 FRC 的强度。

浸润程度还取决于浸润时间。预浸润 24 小时的纤维，平均剪应力方向上的粘接强度最高，其增加量与浸润时间的延长之间有关联。浸润 10～60 分钟时，FRC 基质表面的不规则性最大。延长浸润时间，纤维表面不规则性变小。浸润 24 小时后，FRC 基质的表面呈现出规则均匀的状态,最外层是相互交联的双甲基丙烯酸。纤维之间存在的 semi-IPN 结构越均匀,树脂和纤维之间反应的表面就越大,玻璃纤维和聚合基质之间的粘接就越好,可提高 FRC 与表层树脂之间界面的完整性,从而提高其粘接强度。

6. FRC 与表层树脂间的粘接强度　FRC 和表层颗粒复合树脂之间的粘接——纤维束周围由树脂包绕,当纤维成分透过树脂基质暴露时,纤维对于表层普通复合树脂的粘接性能就变得非常重要。在这方面,玻璃纤维和石英纤维更易于获得与普通复合树脂之间的粘接。

有学者曾尝试用电辐射法来增加 FRC 与表层树脂间的粘接强度。当电辐射的剂量适宜时,有可能增加 FRC 的抗折裂强度,以及 FRC 与表层树脂间的切向粘接强度(shear bonded strength,SBS)。Construct 是树脂预浸润的等离子处理的网状聚乙烯纤维,直到用高剂量(100kGy)的辐射才观察到折裂强度明显增加。EverStick 在较低辐射水平(15kGy)时,其折裂强度比 Construct 增加了几乎 2 倍。Behr 等也发现,电辐射能对不同的 FRC 系统起加强作用。电辐射是一种改变聚合物力学性能的方法,它既能增加聚合物的硬度,也能产生更高的粘接强度;电辐射的缺点是会引起树脂颜色的改变,限制了其在临床的应用。此外,电辐射费用高,更适合工业上批量生产,而不适合临床上单个固定桥或单冠的使用。所以,提高表层树脂结构和纤维支架的结合可以促进 FRC-FPD 在牙科的广泛使用。

影响 FRC-FPD 临床成功率的因素较多,在临床设计和制作过程中要综合考虑各种可能的影响因素,设计出最优的 FRC 支架。

第三节　纤维增强复合树脂固定义齿的临床应用

一、FRC-FPD 的适应证和禁忌证

(一)FRC-FPD 的主要适应证

(1)希望获得良好的美学效果。

(2)修复体无金属存在。

(3)与瓷修复相比,减少对对𬌗牙的潜在磨耗。

(4)为修复体固位体和基牙之间提供潜在的粘接结合。

(5)主要适用于 1~2 颗前牙缺失和单颗后牙缺失等少数牙缺失的修复,其中基牙为活髓牙,无松动,牙冠完好或有邻面龋或充填物,牙冠不短于 4mm。

(6)要求固定修复且拒绝大量牙体制备,美观要求较高。

FRC 制作的修复体拥有良好的透明度和自然外形,可用于任何的美学区。这种特点使修复体龈上边缘与根部的牙体组织形成自然过渡,固位体颈部边缘不需要置于龈下(存在引起牙周问题的可能)就可以制作出逼真的自然外形。树脂粘接剂作用在 FRC-FPD 内表面和基牙的牙本质和釉质表面,为修复体提供良好的固位,即使基牙不具备良好的几何固位形也可以获得良好的固位。

（二）FRC-FPD 禁忌证

（1）制作区无法隔湿。例如，患者患有慢性或急性牙龈炎，或者修复体边缘将置于龈沟较深者。

（2）需要制作较长跨度的修复体，通常修复体中有两个以上的桥体。

（3）患者有夜磨牙习惯。

（4）对𬌗为未上釉的瓷修复体或者为活动修复体的支架。此外，饮酒患者口腔内的复合树脂材料表面更容易发生老化。

使用树脂粘接技术需要保持术区的干燥无污染。理想的方法是尽可能地使用橡皮障隔离术区。因为目前缺少有关 FRC 能支持跨度较长缺失修复的研究文献，以及它的弹性模量低于合金，所以不推荐 FRC-FPD 修复两个以上的连续牙齿缺失。事实上，Ivoclar 推荐修复的最大缺失跨度为 15mm。较长跨度的缺失区和支架的低弹性模量会增加支架弯曲变形的可能，从而导致表面复合材料的折裂。磨牙症患者的牙齿更易发生磨耗和折裂，目前还没有相关的临床研究，因此需要有相关的临床数据后才能在磨牙症患者中合理地选择 FRC 修复体。

二、纤维增强复合树脂固定修复体的牙体制备要求

FRC-FPD 牙体预备的原则是为纤维增强复合材料的支架结构和覆盖其上的颗粒复合树脂提供足够的空间。

主要的牙体预备要求：

（1）足够的牙体磨切量，但是也有学者建议在颊面等非咬合接触区少量或者不做牙体制备。

（2）保证预备后的边缘处有足够的空间容纳修复材料，以维持固位体的边缘形态。边缘形态推荐预备为肩台或浅凹形，轴壁聚合度小，边缘线光滑连续。

此外，如果采用冠固位型修复体，则唇舌面预备 1.2～1.5mm、𬌗面 1.5mm 以保证材料有足够的厚度。牙体预备推荐使用金刚砂车针和抛光车针（图 4-14～图 4-16）。

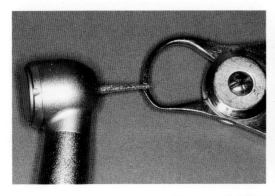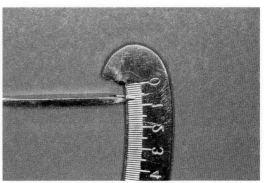

图 4-14　牙体预备所需要的金刚砂车针

（3）内部的线角预备时要尽量圆钝，不能有锐边。

根据固位体的类型以及基牙是否有旧的充填体，选择制备不同的固位形。例如，在基牙靠近缺失区轴壁上制备轴壁台阶（proximal step），后牙𬌗面可以制备峡部（occlusal isthumus），以及前牙舌侧的固位形（lingual step），（图4-17）。轴壁固位形约2～3mm宽，深度不大于1mm，一般位于邻近缺牙侧基牙轴壁的冠1/2。𬌗面峡部深约0.5～1mm，宽2～3mm，一般位于后牙𬌗面。连接体为应力集中区，轴壁固位形允许在连接体处放置足够的材料，且制作桥体时容易获得支持。𬌗面的峡部使得纤维增强型复合材料在每个基牙上形成连续的I形横梁结构并横跨缺牙区。前牙舌侧的预备可以做成台阶或双肩台结构，这样可避免固位体舌侧外形的过度恢复。

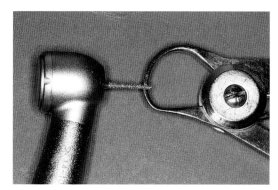
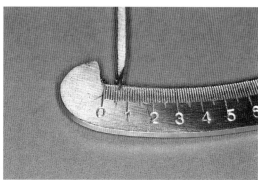

图4-15 牙体预备所需要的金刚砂车针

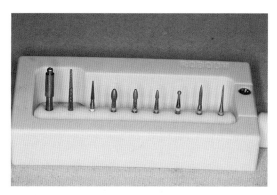

图4-16 牙体预备所需要的抛光车针

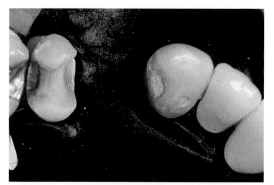

图4-17 根据基牙的情况制备不同的固位形

三、工作模型和模具

对于间接法制作FRC-FPD，其终印模制取、模型和代型的制作和传统修复体相同。通常灌注两副模型，其中一副模型制作代型时，两个基牙置于同一个代型上以便于制作FRC的支架基底，而另一副模型中则各基牙分别做代型，以便于制作良好的固位体边缘。在模型上距离完成线1mm处涂布薄层橡胶分离剂。也有技师直接在模型上制作，而不制作代型。

纤维增强复合树脂粘接桥（FRC-FPD）属于微创伤修复技术，具备磨牙少、操作简单、便于口内修理等优点，满足了患者不愿意大量磨除基牙的要求，同时避免了活动义齿修复前牙造成的美观较差、食物嵌塞等问题，也为暂时没有条件或心理准备做种植修复的患者提供了过渡选择方案。FRC-FPD 靠釉质粘接固位，其粘接强度得以肯定，应保证固位形边缘止于釉质内，利于粘接和固位。FRC-FPD 修复失败的主要原因是脱粘和桥体连接处的折裂。为减少和防止上述现象，基牙设计固位形应从力学和生物学角度出发，邻面预备时应尽可能加大龈殆向和唇舌向距，从而增加基牙与桥体接触面积，提高修复体强度。

第四节　间接法制作纤维增强复合树脂固定义齿

FRC-FPD 间接法制作包括三步：①使用单向平行的纤维束制作桥体的横梁（pontic bar）；②用编织状的纤维束覆盖桥体的横梁和基牙的预备面（根据基牙和缺失区的具体情况）；③外层颗粒状复合树脂的堆砌成形，抛光。

下面为 FRC 固定修复体的间接法制作的过程。

一、前牙翼状固位体式 FRC-FPD 的制作

（一）翼状固位体 FRC-FPD 修复上颌前牙

（1）先在基牙上确定需要放置固位体的位置。前牙区最常见的固位体类型为翼状固位体，确定两侧基牙固位体的范围（图 4-18，图 4-19）。

（2）在基牙模型和邻接区涂布分离剂。用蜡或者硅橡胶材料在非制作区填充倒凹，在固位体部位，置入很薄层的蜡，为以后的粘接剂预留空间（图 4-20，图 4-21）。

（3）在基牙舌侧沟槽及基牙的轴壁处置入颗粒复合树脂，并用透明的硅胶将树脂压紧，使其和模型紧密接触，避免中间留有空隙（图 4-22，图 4-23）。它的置入也可以为束状纤维后期置于轴壁的龈 1/3 以上作参照。

（4）在缺失区龈方放置颗粒复合树脂，置入光固化炉中固化（图 4-24，图 4-25）。

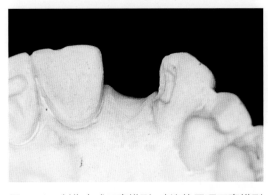

图 4-18　制作完成石膏模型，建议使用硬石膏模型

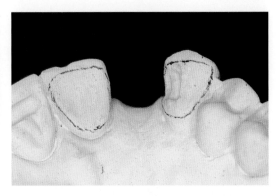

图 4-19　设计翼状固位体的边缘

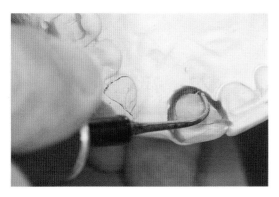

图 4-20　在模型上涂布分离剂，并填倒凹

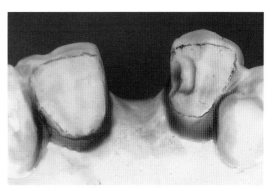

图 4-21　在基牙上填充倒凹

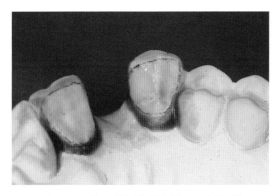

图 4-22　将颗粒树脂置入基牙舌侧沟槽

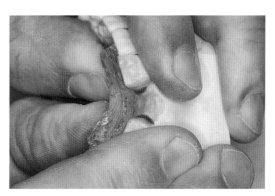

图 4-23　用透明硅胶将树脂压紧

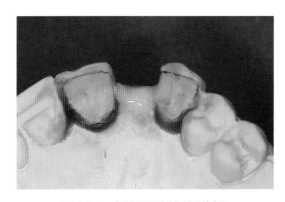

图 4-24　在缺牙区龈方堆叠树脂

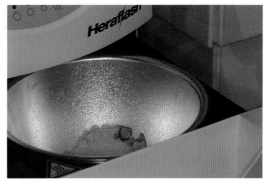

图 4-25　放入聚合炉中进行固化聚合

　　（5）制作基底支架。首先确定所需 FRC 的长度，可以使用牙线或者纸测量整个固定修复体跨度的长度（基牙近远中径和缺失区的距离），需要按照牙弓的弧度进行测量，根据测量长度剪切需要的纤维材料（图 4-26～图 4-29）。

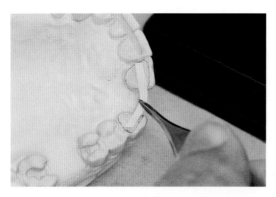

图 4-26　使用牙线或者纸测量修复体跨度

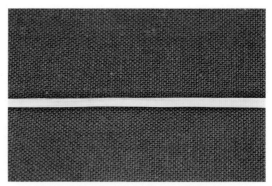

图 4-27　按照测量的长度裁剪纤维束

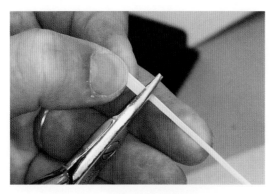

图 4-28　确定纤维束的裁剪长度

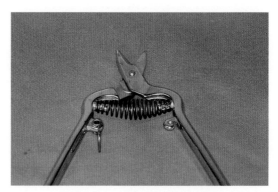

图 4-29　纤维束裁剪专用剪刀

（6）将单向平行纤维材料和网状纤维进行预处理。一般置于薄层的塑料膜中通过处理液进行预处理，目的是将纤维带软化，按照缺失区的跨度来放置，并且处理后和表层颗粒复合树脂的结合更好。处理后需避光存放（图 4-30～图 4-34）。

（7）制作基牙的翼状固位体。将已经预处理的网状纤维置于基牙舌侧，并用透明硅胶将其与模型压紧，然后光照 10 秒固化。相同的方法制作另一侧的基牙（图 4-35～图 4-38）。

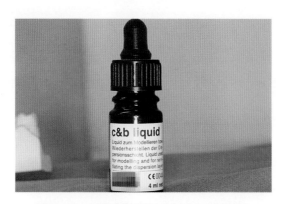

图 4-30　纤维预处理剂（用于冠、桥修复）

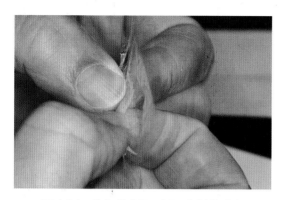

图4-31 将纤维束置于透明塑料薄膜内

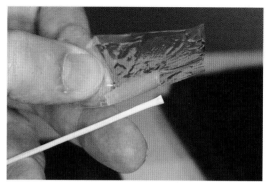

图4-32 通过处理液进行预处理,处理前后的纤维束对比

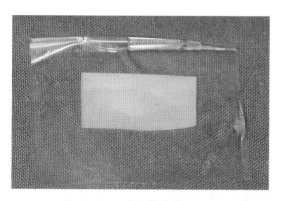

图4-33 网状纤维束的预处理

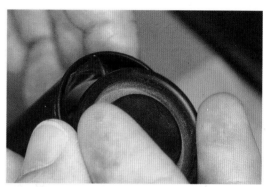

图4-34 处理后的纤维带避光放置

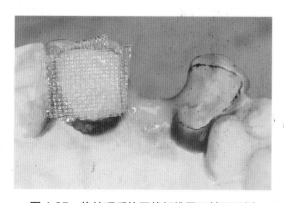

图4-35 将处理后的网状纤维置于基牙舌侧

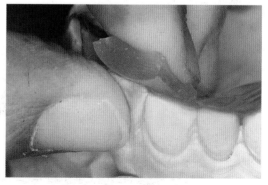

图4-36 使用硅胶将网状纤维压紧

(8)根据缺失区位置和牙弓的弧度,将处理过的单向平行纤维束置于两侧的基牙舌侧(覆盖网状纤维),跨过缺失区,透明硅胶使其与牙面密贴后固化(图4-39,图4-40)。

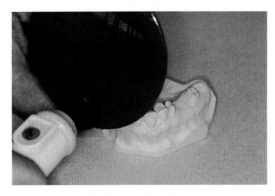

图 4-37　光照固化

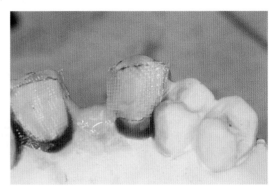

图 4-38　同样的方法将网状纤维置于对侧基牙

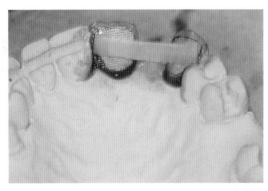

图 4-39　将单向平行纤维束两端置于基牙舌侧，按照牙弓的弧度跨过缺失区

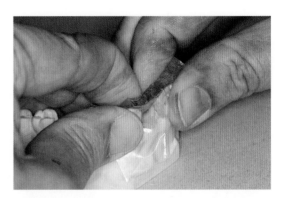

图 4-40　用硅胶将纤维带顺着牙弓的弧度压紧

（9）跨过缺失区的主纤维束固化成形。根据缺失区的空间和咬合情况决定置入主纤维束的数量（图 4-41，图 4-42）。

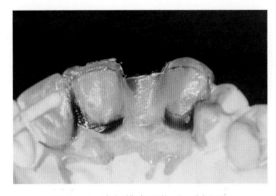

图 4-41　主纤维束固化后（舌侧观）

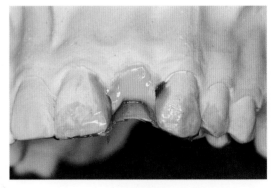

图 4-42　主纤维束固化后（唇侧观）

（10）FRC 外部表面为抗氧化层，抗氧化层再与外层的颗粒复合树脂结合。复合树脂层层堆砌修复，可调整颈部的颜色、透明度以及个性化的调整（图 4-43～图 4-46）。

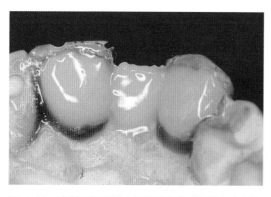

图 4-43　在基牙舌侧及主纤维带上堆砌颗粒复合树脂

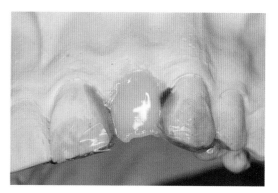

图 4-44　在唇侧堆砌树脂形成初步牙冠外形

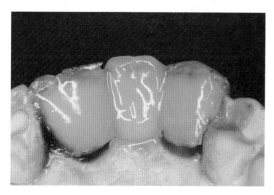

图 4-45　桥体切端使用半透明树脂最终塑形

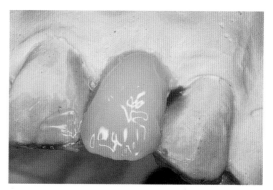

图 4-46　桥体进行最终个性化调整

（11）最后，修复体置入聚合炉中（温度 110℃，真空条件 10 分钟）进行最后的光聚合、成形和完成。聚合后修复体强度和其他一些物理特性能够达到最佳。

（12）从模型上取下聚合完成后的 FRC-FPD，然后用碳化钨车针打磨。其厚度至少 0.3mm并至少覆盖舌面的 3/4（图 4-47，图 4-48）。

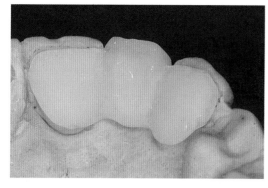

图 4-47　修复体修整、打磨（腭侧观）

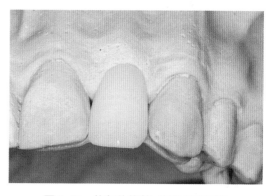

图 4-48　修复体修整、打磨（唇面观）

（13）桥体龈端的制作。将缺失区牙槽嵴磨除约1.5mm，具体根据患者牙龈的厚度进行调整。在桥体的龈端置入一薄层颗粒复合树脂，固化。然后通过咬合纸来进行调改至适合（图4-49～图4-52）。

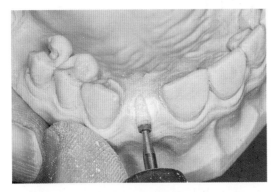

图4-49　将缺牙区的石膏模型磨除1.5mm

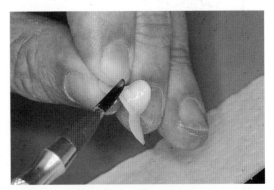

图4-50　进行初步的调改

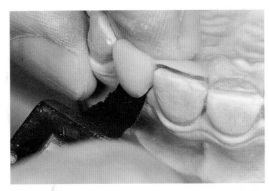

图4-51　检查桥体龈端中间和舌侧是否接触牙槽嵴

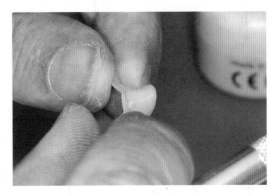

图4-52　进行最终调改

（14）打磨、抛光。将完成的修复体用氧化铝在低压下喷砂处理，然后用水蒸气清洁（图4-53～图4-57）。

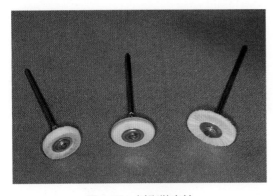

图4-53　树脂抛光轮

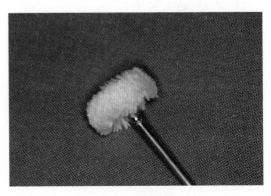

图4-54　树脂抛光轮

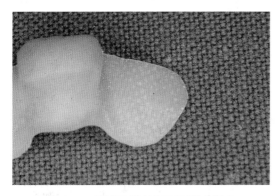

图 4-55　翼状固位体组织面禁止抛光

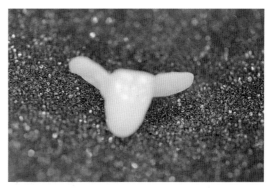

图 4-56　抛光完成的修复体

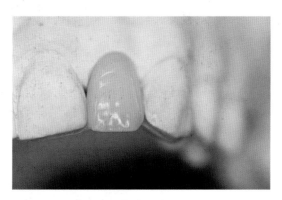

图 4-57　最终完成的 FRC-FPD

（二）翼状固位体 FRC-FPD 修复上颌侧前牙

主要制作步骤同上：

（1）选择翼状固位体作为固位体类型。在基牙上确定需要放置固位体的位置，确定两侧基牙固位体的范围（图 4-58）。

（2）使用单向平行的纤维束制作桥体的支架，外层颗粒状复合树脂制作修复体外形（图 4-59～图 4-61）。

（3）打磨抛光，制作完成的修复体（图 4-62，图 4-63）。

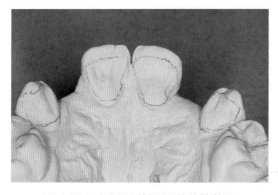

图 4-58　确定两侧基牙固位体的范围

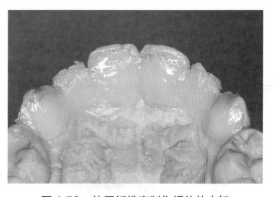

图 4-59　使用纤维束制作桥体的支架

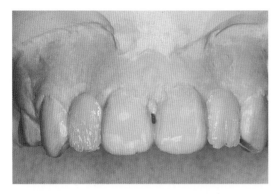

图 4-60　外层颗粒状复合树脂修复外形

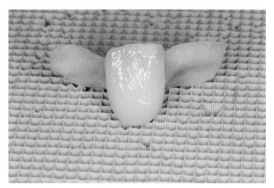

图 4-61　准备置入光固化机中的修复体

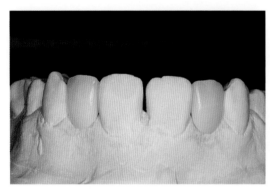

图 4-62　打磨抛光制作完成的修复体（唇侧观）

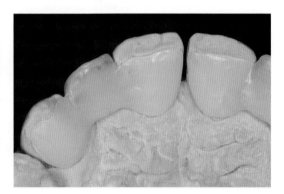

图 4-63　制作完成的修复体（腭侧观）

二、后牙混合固位体式 FRC-FPD 的制作

FRC-FPD 间接法制作过程简单，不需要常规冠桥修复体制作所必需的金属铸造装置和烤瓷炉。复合树脂在技工室的充填固化方法和直接法相似。在工作模型上进行修复体制作，采用分层技术，每层树脂的厚度不超过 2mm，光照固化 20 秒。每层树脂修复之前，不要去除上一层树脂表面的抗氧化层。由于未反应的聚合分子的存在，应确保新置入的树脂层有足够粘接力。FRC 支架从近中基牙的近中端延伸到远中基牙的远中端，跨过缺失区并置于龈 1/3 处，预浸润玻璃纤维束的处理类似于一层独立的复合树脂。在修复体基本成形和固化后，将其置于光热固化装置中退火。这样做的目的是通过增加聚合分子的交叉联合以提高聚合反应。采用常规的打磨器械进行打磨抛光。修复体粘接时，固位体的组织面要预先做粘接处理，包括表面的粗化（氢氟酸酸蚀、喷砂或者金刚砂打磨），硅烷化和粘接剂的预处理。目前关于粘接表面是否需要喷砂预处理仍存在争议。

下面为后牙混合固位体式 FRC-FPD 的制作过程。首先需要去除旧的充填材料，为 FRC 复合树脂结构提供修复空间。该病例要先去除后牙的银汞合金和部分龋损软组织。如果预备过程中需要磨除过多的健康牙体组织，那么可以先采用牙本质修复充填方法（图 4-64，图 4-65），这种方法可以消除去除银汞材料后的倒凹，避免扩大修复体𬌗面边缘线。

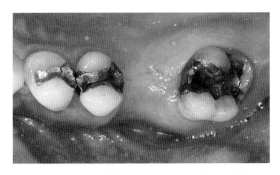
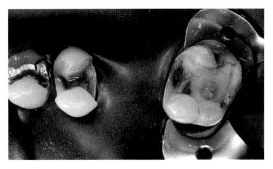

图 4-64　磨牙缺失修复前照片。26 缺失多年，患者寻求非创伤的固定修复。治疗计划为制作嵌体固位的纤维增强复合树脂固定桥

图 4-65　去除 25 和 27 的银汞充填体，置入部分复合树脂充填旧的倒凹。注意边缘线几乎没有增加

　　牙体预备后制作硬石膏模型，在硬石膏模型上制作 FRC-FPD（图 4-66）。为确保印模精确，建议使用硅橡胶取模。在大部分病例中，预备的边缘线位于龈上，所以制作代型不是必须的，但是制作代型有利于邻面外形的制作。首先，在石膏模型基牙表面涂布分离剂，防止树脂成分浸入或者完全粘在石膏模型上造成两者不易分离。如果有倒凹，需要用技工用蜡填倒凹。

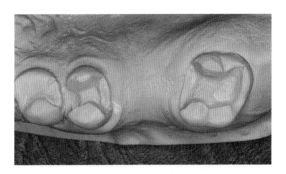

图 4-66　图示为上颌的（部分）石膏模型。25 和 27已经进行了嵌体的牙体预备，颈部边缘线位于龈上。还没有置入分离剂

　　先放置第一层复合树脂材料，因为一旦置入 FRC 束，那么第一层复合树脂很难充填到洞型内，特别是在龈轴线角处。内部的线角预备时要尽量圆滑，不能有锐边（图 4-67）。

　　FRC 修复体近远中跨度可用牙科尺、牙线、纸片或其他工具测量，纤维束从近中到远中的总长度包括在桥体处弯曲的长度（图 4-68）。

　　从包装中取出纤维束，用剪刀剪取所需要的长度。将纤维束放在模型上，检查其长度是否合适。纤维束不弯曲时似乎会显得过长，仅需要一点经验就可以估算其适当的长度（图 4-69）。

　　先将一薄层复合树脂置于预备窝洞的底部，然后从一端开始放置纤维束。在保证纤维束起始位置不动的同时，使用一个与缺失区外形合适有弹性、半透明的材料如硅胶将纤维束弯曲（图 4-70），再将纤维束的另一端压入另一基牙的窝洞底部，光照。

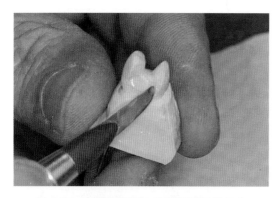

图 4-67　树脂材料置入预备洞型的线角内

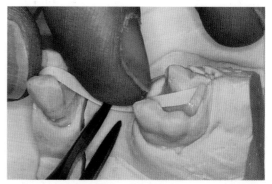

图 4-68　修复体支架的长度应测量从近中基牙固位体的近中到远中基牙固位体的远中之间的距离，其中支架的曲度要符合牙冠颈部的曲度。图示病例通过纸条来测量修复体所需要的长度

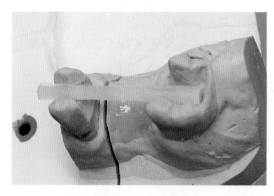

图 4-69　检查纤维束的长度。现在看上去过长，但在桥体区域弯曲后，纤维束的长度就会和从近中基牙固位体的近中到远中基牙固位体的远中的距离完全适合

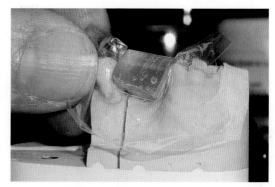

图 4-70　将纤维束放于窝洞底部的薄层复合树脂中。在桥体区域使用半透明的硅胶将纤维束弯曲，而窝洞内的纤维束通过器械或者手指维持其位置。图示中的箔片纸用于保护纤维束。根据商品说明光照固化纤维束

　　图 4-71 的两张图片展示了光固化后的效果。纤维束自近中向远中走行，桥体颈部区域的纤维束与牙龈黏膜间有一定的空隙以保证有足够的复合树脂与黏膜接触。殆面观，纤维束跨越近中基牙窝洞的近中侧至远中基牙窝洞的远中侧。纤维束支架已经制作好，下一步将由复合树脂完全覆盖，并恢复解剖形态。

　　桥体塑形时，首先在主纤维束中间堆砌一薄层复合树脂（图 4-72）。同时，可以放置横向纤维束，从一端基牙的舌面延伸到另一端基牙的颊面，反之亦然。同样的，为获得更坚固的结构，可以使用纵向单向平行的纤维束（图 4-73）。最后，桥体的咬合部分，小的纤维束垂直置于纵行纤维束，以防止桥体颊面和舌面的复合树脂折裂（图 4-74）。当桥体受咬合负载时，主纤维束的两端承受拉力。最后置入复合树脂层后整个修复体就制作完成了。可以使用标准的临床光固化机或实验室设备来进行光照固化。

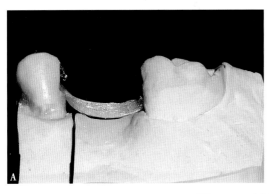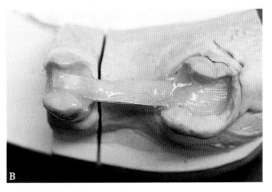

图 4-71　光固化后的纤维束

A. 桥体区域纤维束向牙颈部方向弯曲　B. 𬌗面形态

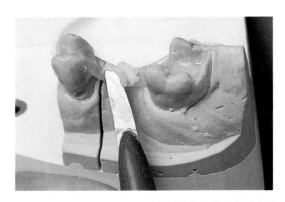

图 4-72　在桥体区域主纤维的中部放置薄层复合树脂

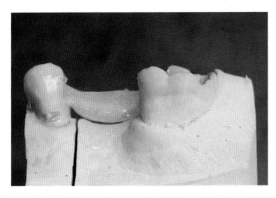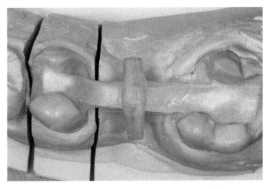

图 4-73　桥体区域部分的塑形树脂上置入第二条纵向纤维束

图 4-74　𬌗面观与主纤维束垂直置入短纤维束

　　初始光照固化后固定桥完成，在抛光前为了获得最佳固化，将固定桥放置于热固化装置中完全固化，也称为退火（图 4-75）。大多数装置的热固化温度是 100～115℃，时长 10～15 分钟。固化原因不是光固化，而是温度的升高激发了聚合物分子的运动和双键 C 原子形成交联分子。

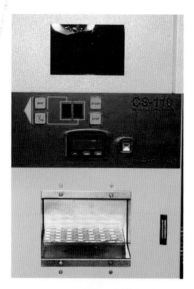

图 4-75　热固化装置正面观

完成退火的固定桥重新放在工作模型上，调整咬合。然后根据复合树脂厂家提供的说明书进行最后的抛光完成。

清洁固定桥组织面和表面预处理。表面预处理可以在固定桥就位、确认边缘适合后进行。

使用树脂粘接剂粘接固定桥，建议使用双固化树脂粘接剂，而不是自固化粘接系统。它的优点为粘接剂光照初期固化后，固化的粘接剂可以即刻去除。需要注意的是邻间隙中的粘接剂和大块的粘接剂需要在光照固化前去除，否则硬固后难以去除。牙线、小毛刷和探针可用于去除多余的粘接剂。在粘接固化时，尽管橡皮障的使用对于获得良好的粘接修复体不是关键步骤，但是橡皮障的使用可以隔离粘接过程中唾液、龈沟液等的影响（图 4-76）。

粘接剂固化后，多余的粘接剂可以通过刮治器来去除，最后可以采用细颗粒的金刚砂车针或者橡皮磨头进行抛光完成，形成光滑的修复体边缘。然后检查咬合、必要的话进行调𬌗，最后同样可以采用细颗粒的金刚砂车针或者橡皮磨头对𬌗面进行抛光完成（图 4-77）。

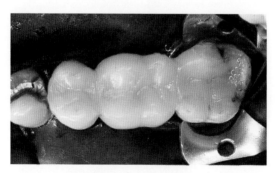

图 4-76　树脂粘接剂粘接 FRC-FPD，并进行光照固化，去除多余的粘接剂

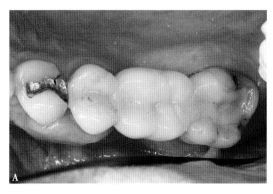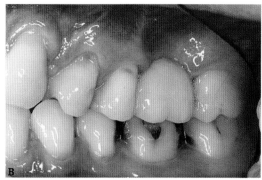

图 4-77　最后完成的修复体：口内就位的纤维增强复合树脂固定桥

A. 𬌗面观　B. 颊面观

三、间接法制作 FRC-FPD 的粘接

FRC-FPD 椅旁粘接所需器械和材料：高速和低速手机及车针、磷酸凝胶剂、第四代或第五代釉牙本质粘接剂、双重固化复合树脂、可见光固化装置。

修复体粘接前需要检查邻接、咬合和解剖形态，并做必要的调整。邻面的调整可在表面粗化后通过增加复合树脂来完成。修复体色泽的明暗可通过粘接剂制造商提供的试戴水溶性糊剂（与所选的固化颜色一致）来调整，最后选择合适的固化树脂来完成永久粘接。FRC 固定桥的透光性在最后的明暗调整中起关键作用。

主要步骤包括：

（1）隔离基牙，推荐使用橡皮障。

（2）FRC-FPD 内表面的处理：首先用 50μm 的氧化铝对固位体的内表面进行喷砂，然后用制造商提供的粘接剂进行处理。

（3）基牙表面的处理：用 37% 的磷酸对基牙进行酸蚀、冲洗、稍微干燥（不要彻底干燥），然后用牙本质粘接系统进行处理。

（4）经喷砂和底漆处理的 FRC 固定桥用低黏度、双固化的复合粘接材料进行粘接。粘接材料与固位体的内表面和基牙的酸蚀釉质和牙本质结合。

（5）去除多余的粘接剂，必要时再次抛光。

第五节　直接法制作纤维增强复合树脂固定义齿

FRC 技术适用于缺失牙齿的即刻修复或者直接法修复（椅旁临床修复）。过去椅旁缺牙修复使用的桥体来自于拔除的天然牙、塑料人工牙或者复合树脂材料，通过酸蚀、树脂粘接或者钢丝等固定在基牙上。因为这种方法缺乏足够的强度，所以仅限于前牙区缺失的过渡性短期修复。FRC 材料良好的强度和美观性为缺失牙的修复提供了快速微创的长期修复方法。树脂人工牙或天然牙均可选用为桥体。

一、直接法修复适用范围

（1）患者要求微创修复方式

（2）美学区拔牙后需（即刻）修复

（3）基牙的长期预后不确定

（4）下颌前伸时前牙区无接触

（5）无夜磨牙

（6）期望费用相对较低的患者

二、FRC-FPD 直接法修复所需要的材料

诊断模型、人工牙或天然牙、口内的咬合记录、37% 磷酸酸蚀剂、树脂粘接剂、光固化流动树脂、单向预浸润型纤维增强复合树脂、牙科颗粒复合树脂、打磨、抛光磨头。

三、前牙 FRC-FPD 的制作

单个前牙缺失的修复一直是口腔修复医师常需要面对的挑战。单颗前牙缺失，常用的修复方法包括：固定义齿、可摘局部义齿和种植义齿修复。当患者对美观要求高、拒绝种植义齿修复，同时希望尽可能地保留健康牙体组织时，纤维增强复合树脂粘接桥是一种较好的微创修复方法。

（一）翼状固位体式 FRC-FPD 修复上颌中切牙

以临床修复 21 为例，介绍前牙区 FRC-FPD 的制作过程。使用天然牙冠修复缺失牙，最大程度地恢复了美观和功能，保护了患者的心理健康。本例中 FRC 和天然牙冠结合部分是在模型上制作，其余步骤在口内制作，属于直接法和间接法的联合使用。

此病例采用自体天然牙作为 FRC-FPD 的桥体是因为患者全口牙列牙槽嵴不同程度的吸收，余留牙预后难以预测，同时患者对美观要求高，希望选择一种创伤较小、可逆、高效且经济适用的过渡修复方法。

临床检查可见上颌左侧中切牙（21）切端伸长 1.5mm，松动Ⅲ°，探诊出血，牙周袋深 4mm，附着丧失 5mm，牙龈退缩，牙颈部 1/3 暴露（图 4-78，图 4-79）。两侧邻牙牙龈退缩约 2mm，牙颈部暴露，生理性动度，未见牙体组织龋坏和缺损。患者咬合关系正常，浅覆𬌗浅覆盖；患者否认磨牙症、用力咬合等不良习惯。

X 线片示 21 牙槽骨吸收至根尖 1/4，两侧邻牙牙槽骨吸收至根中 1/2（图 4-80）。

诊断为 21 重度牙周炎。向患者介绍治疗计划，最后选择：拔除 21，待伤口愈合后行自体牙纤维粘接桥修复。

临床制作步骤如下：

（1）口腔外科拔除 21 后置于 0.9% 生理盐水中保存，每天更换新鲜生理盐水。

（2）2 个月后复诊。拔牙创愈合尚可。对 11、22 行牙体预备：腭侧均匀磨除 0.5～0.8mm；腭侧中 1/3 预备沟槽，长 6～8mm，宽 3～4mm，深 0.8～1.0mm。取上下颌印模，灌制超硬石膏模型。

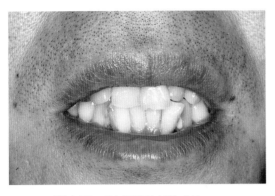

图 4-78　21 切端伸长约 1.5mm

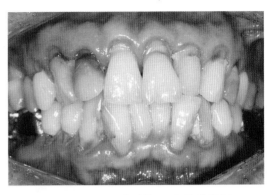

图 4-79　21 唇向移位,颈部楔状缺损

（3）根据两侧邻牙牙冠长度确定 21 牙冠长度后截根（图 4-81,图 4-82）。拔除冠髓,光固化树脂充填开髓孔。在牙冠腭侧中 1/3 处预备纤维沟槽,长 6～8mm、宽 3～4mm、深 0.8～1.0mm,使其与两侧邻牙的沟槽在同一水平。牙冠预备后在模型上复位,用蜡固定。将纤维（EverStick C&B, unidirectional）置入预备的沟槽,用流动树脂固定（图 4-83）。

（4）口内试戴,检查其就位及美观情况,适当调改两侧翼板外形。

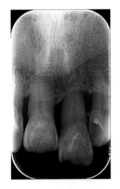

图 4-80　牙槽骨吸收至根尖

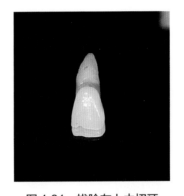

图 4-81　拔除左上中切牙

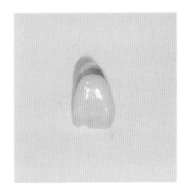

图 4-82　人工牙修整后唇面观

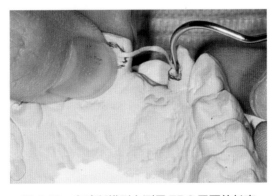

图 4-83　在诊断模型上测量 FRC 需要的长度

（5）牙冠酸蚀冲洗后吹干，涂布粘接剂并光照。粘接桥在口内复位后粘接（本例使用帕娜碧亚 F 树脂粘接剂）固定（图 4-84）。调𬌗，抛光碟片依次抛光。涂布封闭剂后冲洗，吹干（图 4-85～图 4-87）。

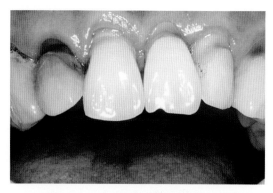

图 4-84　口内试戴，确保桥体的位置

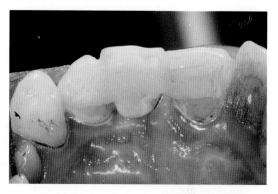

图 4-85　FRC-FPD 在口内粘接、调𬌗

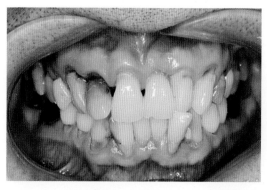

图 4-86　FRC 固定义齿恢复左上侧切牙外形（唇面观）

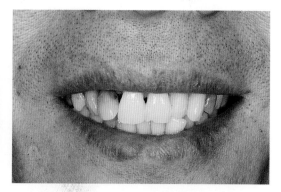

图 4-87　FRC 固定义齿修复完成（唇面观）

（二）混合固位体式 FRC-FPD 修复上颌尖牙

当尖牙区的咬合力较小，可以考虑 FRC-FPD 修复。

临床制作步骤为：

（1）基牙局部麻醉。

（2）口内比色，选择合适的颗粒复合树脂，包括体部和表层的树脂颜色。

（3）基牙预备。侧切牙舌侧翼板预备，并制备 2mm 宽、0.8～1.0mm 深沟槽。第一前磨牙进行固位沟预备，先去除第一前磨牙上旧的树脂充填体（图 4-88，图 4-89），修整预备固位沟（图 4-90）。

（4）酸蚀基牙的𬌗面/舌面沟和邻面沟，冲洗、吹干，涂布牙本质粘接剂。

（5）在侧切牙和第一前磨牙的固位沟内注射少量高黏度流动树脂，并将合适长度的 FRC 放入固位沟的树脂中，然后光照固化。

（6）采用分层技术，用颗粒树脂进行桥体部分的分层塑形、固化（图 4-91，图 4-92）。

（7）调磨咬合、抛光。

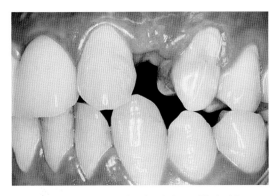

图 4-88　23 缺失,缺牙间隙小,牙槽嵴稍低平

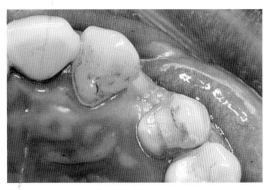

图 4-89　24 近中倾斜,殆面可见树脂充填体

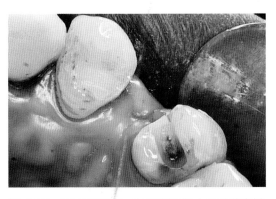

图 4-90　22 舌面预备,24 预备近远中向固位沟槽

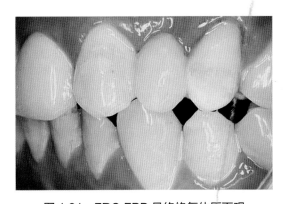

图 4-91　FRC-FPD 最终修复体唇面观

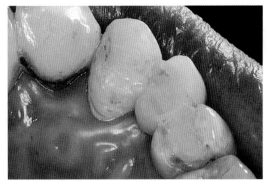

图 4-92　FRC-FPD 最终修复体舌面观

四、后牙 FRC-FPD 的制作

(一)嵌体固位体式 FRC-FPD 修复上颌单个磨牙

1. 制取诊断模型　可以利用诊断模型选择合适的树脂人工牙,或者修整天然牙使其与缺牙区适合。如果选择树脂人工牙,初诊时需要比色。如果时间允许,比色和制作可以一次完成。

2. 修整人工牙或者拔除的天然牙做桥体　本例在模型上制作便于制作步骤的介绍。选择颜色和形态与缺牙区邻牙相似的树脂人工牙，修整人工牙使其与邻牙近远中面和缺牙区的牙槽嵴外形适合（图4-93～图4-95）。选择合适的位置将人工牙在模型上就位（图4-96）。在𬌗面或舌面记录需要预备沟槽的位置。

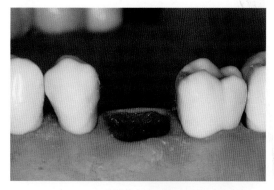

图4-93　上颌后牙16缺失（模型示意）

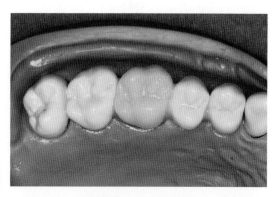

图4-94　选择颜色和形态合适的人工树脂牙

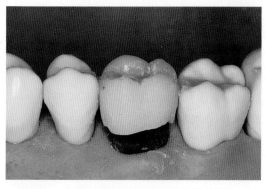

图4-95　人工牙的舌侧与缺牙区牙槽嵴不适合，需要通过树脂修整人工牙盖嵴部外形

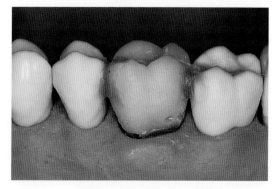

图4-96　树脂修复人工牙的舌侧，使其与牙槽嵴适合，将人工牙在模型上就位

人工牙修整方法：①在基牙近、远中面预备Ⅲ类洞型，便于人工牙与邻牙接触就位。②沿着标识横线，预备一条至少宽2mm、深1.5～2mm有倒凹的𬌗面沟或舌侧沟，以容纳FRC。如果基牙𬌗面有旧的充填材料，需去除后根据制备要求进一步修整，为FRC提供足够的置入空间。

如果天然牙无法保留而必须拔除，也可以用做修复体的桥体。牙体的长度为拔牙窝到邻牙切端的距离。按照确定的长度，切除牙根。根管开口处制备约1.5mm，树脂充填。天然牙的粘接修复方法同人工牙。

3. 口内咬合记录的制作　选择好方向和角度，将人工牙在诊断模型上就位后，制作咬合记录，它可以辅助人工牙在口内的准确就位。硅橡胶制作的咬合记录应包含桥体和邻牙的切端/𬌗面，并包括𬌗面或舌面的FRC固位沟（图4-100）。

4. 口内制作步骤

（1）基牙的局部麻醉。

（2）在口内检查人工牙的颜色、外形和适合性。

（3）安放橡皮障。

（4）预备基牙的近、远中面，以及固位沟，需要与人工牙/天然牙固位沟平齐；至少2mm宽、1.5~2mm深，和桥体一致（图4-97~图4-99）。根据咬合以及基牙是否有充填体决定固位沟的长度，可以占基牙𬌗面近远中的1/3或者跨过整个𬌗面。

（5）酸蚀基牙的𬌗面/舌面沟和邻面沟，涂布牙本质粘接剂。

（6）人工牙位于硅橡胶咬合记录中，然后在口内就位。

（7）注射光固化流动树脂，光照固化基牙邻面。这样人工牙就可以准确就位，而且不会在去除咬合记录时松动、脱落（图4-101，图4-102）。

（8）使用牙线测量所需FRC的长度（图4-103）。在𬌗面/舌面沟注射少量高黏度流动树脂，并将合适长度的FRC放入固位沟里的树脂中（图4-104）。在固位沟内、基牙或桥体的𬌗面/舌面，放入2条或更多的FRC纤维束，固化。

（9）用颗粒复合树脂完全充填修复，光照固化（图4-105）。

（10）去除橡皮障，调磨咬合、抛光完成（图4-106）。

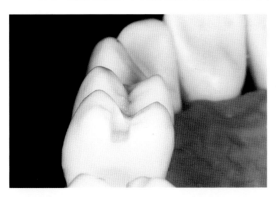

图4-97　基牙固位沟侧面观，注意邻面无台阶

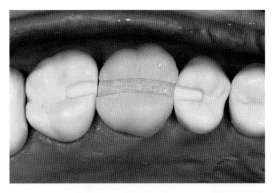

图4-98　基牙固位沟𬌗面观，至少深1.5~2mm，宽2mm，可容纳2~3层FRC和1层树脂。固位沟的长度可以跨过整个基牙的𬌗面

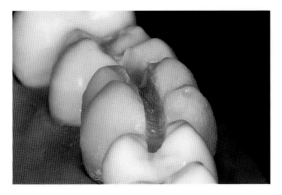

图4-99　基牙和人工牙𬌗面固位沟外形一致

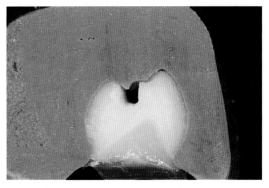

图4-100　人工牙𬌗面FRC固位沟。辅助人工牙（桥体）就位的咬合记录，应包括人工牙舌侧，辅助其从颊侧就位，咬合记录嵌合在沟槽内保证人工牙就位后的稳定

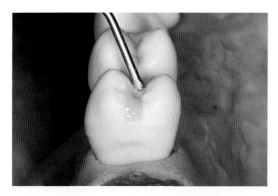

图 4-101　固位沟内注入流动树脂

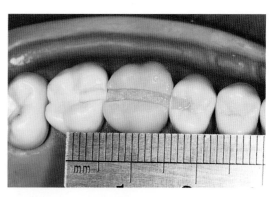

图 4-102　桥体与基牙通过流动树脂粘接固定

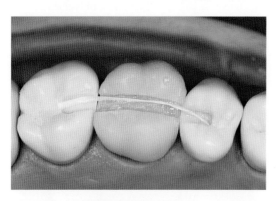

图 4-103　使用牙线测量固位沟长度，根据牙线长度剪取相同长度的 FRC 材料

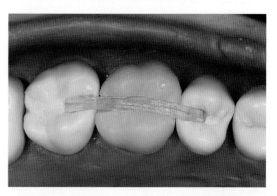

图 4-104　将 FRC 束置于固位沟内

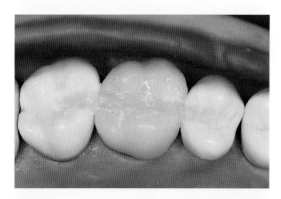

图 4-105　浸没于流动树脂内，颗粒树脂完全覆盖纤维束

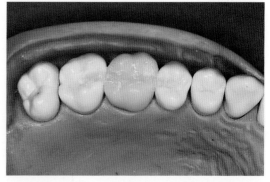

图 4-106　制作完成 FRC-FPD 𬌗面观

（二）混合固位体式 FRC-FPD 修复后牙区多个缺失牙

在口内直接制作的首要步骤是基牙的牙体制备，需要根据基牙的具体情况进行制备，如果𬌗面有足够的空间，基本上不需要磨除任何的牙体组织；如果存在旧的修复体，则需要制备洞型（图 4-107，图 4-108）。测量需要的纤维束长度，可以使用牙线测量，剪取需要的纤维束。预浸润纤维束在置入口内之前需要避光，防止固化。在修复体的基牙上完成纤维束的粘接过程。将流

动树脂置于基牙表面，将纤维束压入未固化的树脂内，然后将薄层的树脂和纤维束光照固化，这样就完成了支架的制作过程。在支架表面通过复合树脂恢复桥体和基牙外形的制作、完成和抛光（图4-107～图4-110）。

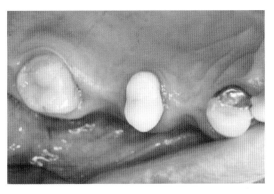

图4-107　修复治疗前，24、26缺失，选择树脂纤维增强复合树脂固定桥来进行修复

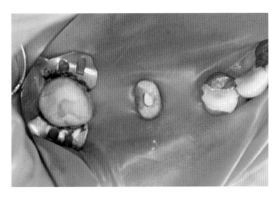

图4-108　在第二磨牙殆面上有近中殆面树脂充填体，去除充填体，修整洞型。去除前磨牙的充填体（已接受根管治疗），并用树脂修复形成基底（未显示在图中）。尖牙颊面进行牙体制备，近中制备垂直沟槽

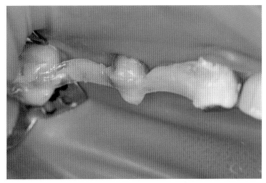

图4-109　玻璃纤维束置于基牙上，从尖牙的颊侧开始，跨过前磨牙修复基底、磨牙近中殆面洞型到远中面。在前磨牙桥体的纤维支架上已置入树脂材料

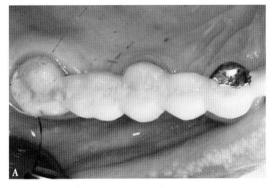

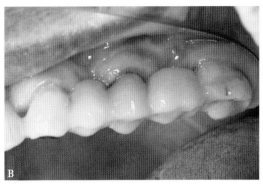

图4-110　制作完成的纤维增强复合树脂粘接桥，包括3个基牙、2个桥体
A.殆面观，减少桥体殆面的面积有利于减少殆向载荷时修复体的变形　B.颊侧观

第六节 纤维增强复合树脂固定义齿的修理

金属烤瓷树脂粘接固定桥的存活率低于传统的全冠作为固位体的固定桥。文献研究数据汇总的结果显示 5 年的存活率大约有 10% 的差异（金属烤瓷固定桥存活率 94%，而金属烤瓷粘接桥为 88%）。虽然粘接桥的存活率低于传统固定桥，但是需要说明的是粘接桥失败的主要原因是修复体的脱粘，通常脱落修复体下的牙体组织没有龋损，脱落后基牙的临床状况和修复前没有区别，修复体可以重新粘接。传统固定桥失败的主要原因是因为基牙的继发龋，而且重新制作的新修复体的预后通常会受到影响。

纤维增强复合树脂粘接桥的存活率并没有优于金属烤瓷树脂粘接桥，甚至还会低一点。荷兰 Nijmegen 大学的研究显示后牙嵌体固位体的树脂粘接桥存活率要高于前牙的翼状固位体的粘接桥，5 年的存活率分别为 82% 和 64%（图 4-111）。

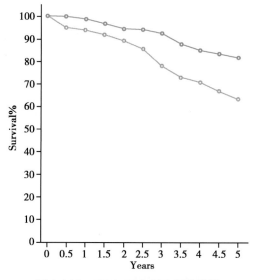

图 4-111　FRC-FPD 的存活率曲线
绿线代表后牙区 FRC-FPD 的存活率，固位体为嵌体固位体。黄线代表前牙区 FRC-FPD 的存活率，大部分固位体设计为翼状固位体（van Heumen，2009）

因为承受载荷的方向不同，我们通常认为前牙修复体的存活率高于后牙。研究结果与我们预测的不同，可能是因为材料体积的差异。Maryland 式 FRC-FPD 在连接体区的材料体积小，折裂的风险大。而且，纤维支架表层的颗粒树脂层较薄，容易磨耗，内部纤维支架暴露，从而导致修复体的快速降解。

金属烤瓷树脂粘接桥的失败主要表现为修复体的脱落，不发生折裂；而纤维增强复合树脂固定桥不容易脱落，最常见的表现为表层树脂的脱落（图4-112A）和连接体区的折裂（图4-112AB），有时整个桥体会从纤维支架上脱落（图4-112C）。

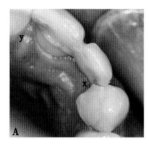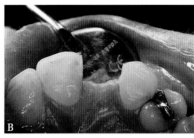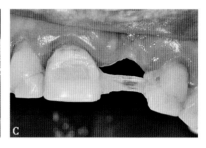

图4-112　纤维增强树脂固定修复体失败的三种主要类型

A. 中切牙腭侧材料的表层脱落（y）和连接体处的折裂（x）　B. 连接体完全折裂，桥体脱落　C. 桥体从纤维支架上脱落

　　一旦桥体完全折裂，修理是不现实的。但是如果出现了如图4-112A图和B图所示的失败，通过置入纤维或者树脂可以延长修复体的寿命。可以在折裂处使用氢氟酸、喷砂或者打磨等预处理，然后在旧的修复体表面硅烷化处理后再置入新的修复材料。纤维材料的添加和直接法相同。图4-113为纤维支架一侧的连接体发生折裂，修补方法包括将局部纤维打磨、置入纤维将桥体和基牙连接，最后在纤维束表层充填复合树脂。

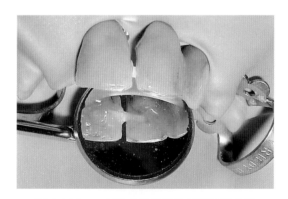

图4-113　一侧的连接体发生折裂后的修补

（Cees M. Kreulen，张倩）

参考文献

1. Anttila EJ，Krintila OH，Laurila TK，et al. Evaluation of polymerization shrinkage and hydroscopic expansion of fiber -reinforced biocomposites using optical fiber Bragg grating sensors. Dent Mater 2008，24：1720-1727

2. Behr M，Rosentritt M，Faltermeier A，et al. Electron beam irradiation of dental composites. Dent Mater，2005，21：804-810

3. Behr M，Rosentritt M，Dümmler F，et al. The influence of electron beam irradiation on fibre-reinforced compo-site specimens. J Oral Rehabil 2006，33：447-451

4. Cacciafesta V, Sfondrini MF, Lena A, et al. Flexural strengths of fiber-reinforced composites polymerized with conventional with light-curing and additional postcuring. Am J Orthod Dentofacial Orthop, 2007, 132: 524-527

5. Chai J, Takahashi Y, Hisama K, et al. Effect of water storage on the flexural properties of three glass fiber-reinforced composites. Int J Prosthodont, 2005, 18: 28-33

6. Dyer SR, Lassila LV, Jokinen M, et al. Effect of fiber position and orientation on fracture load of fiber-reinforced composite. Dent Mater, 2004, 20: 947-955

7. Dyer SR, Sorensen JA, Lassila LV, et al. Damage mechanics and load failure of fiber-reinforced composite fixed partial dentures. Dent Mater, 2005, 21: 1104-1110

8. Freilich MA, Duncan JP, meiers JC, et al. Clinical evaluation of fiber-reinforced fixed partial dentures: Preliminary data(abstract 2218). J Dent Res, 1999; 78: 383

9. Garoushi S, Vallittu PK, Lassila LV. Use of short fiber-reinforced composite with semi -interpenetrating polymer network matrix in fixed partial dentures. J Dent, 2007, 35: 403-408

10. Goldberg AJ, Burstone CJ, Hadjinikolaou I, et al. Screening of matrices and fibers for reinforced thermoplastics intended for dental applications. J Biomed Mater Res, 1994, 28: 167-173

11. Goldberg AJ, Freilich MA, Haser KA, et al. Flexure properties and fiber architecture of commercial fiber reinforced composites(abstract 967). J Dent Res, 1998, 77: 226

12. Hamza TA, Rosenstiel SF, Elhosary MM, et al. The effect of fiber reinforcement on the fracture toughness and flexural strength of provisional restorative resins. J Prosthet Dent, 2004, 91: 258-264

13. Kolbeck C, Rosentritt M, Behr M, et al. Fracture strength and bond capacities of electron irradiated fiber reinforced composites. Dent Mater, 2007, 23: 1529-1534

14. Lassila LV, Tanner J, Le Bell AM, et al. Flexural properties of fiber reinforced root canal posts. Dent Mater 2004, 20: 29-36

15. Lastumaki TM, Lassila LV, Vallittu PK. The semi-inter-penetrating polymer network matrix of fiber-reinforced composite and its effect on the surface adhesive properties. J Mater Sci Mater Med, 2003, 14: 803-809

16. Meric G, Dahl JE, Ruyter IE. Physicochemical evaluation of silica-glass fiber reinforced polymers for prosthodontic applications. Eur J Oral Sci, 2005, 113: 258-264

17. Meric G, Ruyter IE. Influence of thermal cycling on flexural properties of composites reinforced with unidirectional silica -glass fibers. Dent Mater, 2008, 24: 1050-1057

18. Ootaki M, Shin-Ya A, Gomi H, et al. Optimum design for fixed partial dentures made of hybrid resin with glass fiber reinforcement by finite element analysis: Effect ofvertical reinforced thickness on fiber frame. Dent Mater, 2007, 26: 280-289

19. Rappelli G, Scalise L, Procaccini M, et al. Stress distribution in fiber -reinforced composite inlay fixed partial dentures. J Prosthet Dent, 2005, 93: 425-432

20. Rappelli G, Scalise L, Coccia E, et al. Fiber-reinforced composite inlay fixed partial dentures: The influence of restorative materials and abutment design on stress distribution investigated by finite element model. Minerva Stomatol, 2009, 58: 459-470

21. Radz GM, Nash RW, Leinfelder VF. An improved composite-only system. Compend Contin Edu Dent, 1997, 18: 98-100

22. Soares CJ, Pizi EC, Fonseca RB, et al. Mechanical properties of light-cured composites polymerized with

several additional post-curing methods. Oper Dent，2005，30：389-394

23. Suzuki S，Suzuki S，Suzuki SH，et al. Enamel wear against resin composite and ceramic C&B material. J Dent Res，1997；76：320

24. Tezvergil A，Lassila LV，Vallittu PK. The shear bond strength of bidirectional and random-oriented fibre-rein-forced composite to tooth structure. J Dent，2005，33：509-516

25. Tezvergil A，Lassila LV，Vallittu PK. The effect of fiber orientation on the polymerization shrinkage strain of fiber-reinforced composites. Dent Mater，2006，22：610-616

26. Vallittu PK. Flexural properties of acrylic resin polymers reinforced with unidirectional and woven glass fibers. J Prosthet Dent，1999，81（3）：318-326

27. Vallittu PK. Strength and interfacial adhesion of FRC-tooth system. In the second international symposium on fiber-reinforced plastics in dentistry，a scientific workshop on dental fiber-reinforced composites. Nijmegen，2001

28. Vallittu PK，Vojtkova H，Lassila VP. Impact strength of denture polymethyl methacrylate reinforced with continuous glass fibers or metal wire. Acta Odont Scand，1995，53：392-396

29. Vallittu PK. Effect of 180-week water storage on the flexural properties of E-glass and silica fiber acrylic resin composite. Int J Prosthodont，2000，13：334-339

30. Van Heumen CC，Kreulen CM，Creugers NH. Clinical studies of fiber -reinforced resin -bonded fixed partial dentures：A systematic review. Eur J Oral Sci，2009，117：1-6

31. Van Heumen CC，Tanner J，Van Dijken JW，et al Five-year survival of 3-unit fiber-reinforced composite fixed partial dentures in the posterior area. Dent Mater，2010，26：954-960

32. Van Heumen CC，van Dijken JW，Tanner J，Pikaar R，Lassila LV，Creugers NH，Vallittu PK，Kreulen CM. Five-year survival of 3-unit fiber-reinforced composite fixed partial dentures in the anterior area. Dent Mater，2009，25：820-827

33. Van Heumen CC，Kreulen CM，Bronkhorst EM，et al. Fiber-reinforced dental composites in beam testing. Dent Mater，2008，24：1435-1443

34. 丁虹，兰卫东，孟翔峰. 自粘接树脂水门汀在模拟根管内的硬度变化. 华西口腔医学杂志，2012，30：243-246

35. 邱海燕，张倩. 纤维增强复合树脂粘结桥的研究进展. 国际口腔医学杂志，2013，40：395-398

36. 姚超，卜令学，王科，等. 应用细胞片层技术构建组织工程骨修复犬下颌骨缺损的实验研究. 华西口腔医学杂志，2012，30：229-233，242

第五章

纤维增强复合树脂修复牙体缺损

第一节　纤维增强复合树脂修复牙体缺损的特点

一、概述

根管治疗后牙体组织的强度通常会降低。这不仅仅是因为去除了牙体内部组织，还因为龋损、旧的充填体或者外伤（牙齿折裂）造成的牙体外部组织的缺失。充填治疗的目的是修复缺失的牙体组织，增加牙齿强度，防止进一步的龋损。根管治疗后，为了恢复牙齿功能，需要考虑是否在根管内置入根管桩，然后树脂充填修复，通常在树脂桩核上粘接人工牙冠或者修复体。制作核的主要目的：修复牙体组织，为外置修复体提供固位，保护余留薄弱的牙体组织防止进一步折裂。

放置根管桩的主要目的是为在冠部制作树脂核提供固位。桩固位意味着根管桩可以抵抗垂直方向的脱位力。很长一段时间，人们认为根管治疗后根管桩的置入可以增加牙齿的强度。尽管在 20 世纪 80 年代曾对这个观点产生质疑，但在此后很多年仍然存在争议。Trope 是第一位证明根管桩预备会降低牙齿强度的学者。最近的研究表明去除根管壁的硬组织可以降低牙根的强度，创伤性充填治疗，比如桩道预备可显著降低牙根的稳定性。随着粘接技术的发展，树脂核修复是否仍然需要根管桩提供固位受到质疑。

二、金属桩

临床常用的传统方法是铸造桩核，并在其上部制作人工牙冠。因为金属桩核是在技工室间接法制作，所以去除髓室及根管的倒凹保证其适合性非常关键。

20 世纪 70 年代，有人运用金属预成桩和树脂核修复技术进行制作。它是用标准车针预备根管，然后将预成金属桩粘接到根管内的方法（直接技术）。其临床冠部可以用人工牙冠或者充填用的复合树脂材料修复。这种方法在桩核预备时，不需要去除髓室的倒凹而磨除过多的牙体组织。所以，与传统铸造桩核相比，这种方法可更多地保留牙体组织。

另外，最大程度保留牙体组织的方法是不用预成桩只制作核。依靠髓腔固位制作树脂核，然后恢复临床牙冠（使用牙冠或粘接性修复体）。

不同类型根管治疗牙齿的桩核重建示意图见图 5-1。

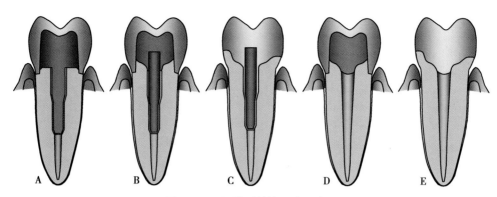

图 5-1　不同类型桩核重建示意图

A. 铸造桩核和全冠　B. 预成桩和全冠　C. 预成桩和树脂核，无全冠

D. 无桩，核修复和全冠　E. 树脂充填修复，无桩，无全冠

三、非金属桩 / 纤维桩

20 世纪 80 年代末期出现了预成非金属桩，主要包括两种材料：陶瓷（氧化铝或氧化锆）和纤维加强复合材料。预成桩跟金属桩有相似的强度，但是比金属桩脆性大。纤维加强复合材料目前广泛地应用于根管桩修复中。纤维桩的聚合物基质内含有大量的连续增强纤维，其中的基质可以是树脂或是颗粒充填复合材料。人们曾用碳纤维来作为纤维桩的纤维成分，而目前广泛应用的是玻璃纤维。一般而言，预成纤维桩的强度和弹性模量都要低于金属桩。研究发现不同纤维桩的机械性能不同，与纤维 / 基质比和抗弯强度密切相关。

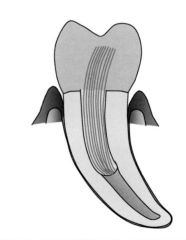

近年来，出现了可以制作个性化纤维桩的牙科材料。这些材料使得人们可以根据根管的解剖形态来调整桩的几何外形，而不是根据桩的几何外形来调整根管。例如，当遇到弯曲根管时，可以制作个性化的根管桩而不是在根管内预备直的桩道（图 5-2）。从而使牙体结构得以最大程度保留，根管的完整性受到较小的影响。

图 5-2　弯曲根管和个性化纤维桩示意图

四、纤维桩的优点

正如前面所讲，纤维桩具有和牙本质相似的生物机械性能，所以在牙根内产生均匀的应力分布，从而降低根折的发生率。纤维桩通过树脂粘接剂粘接，产生较传统粘接剂更强的固位力。当仅使用树脂修复临床冠部时（不制作全冠），纤维桩因为白色或者透明色而具有良好的美观性。

五、临床研究（成功和失败率）

牙齿根管治疗后，其存活率取决于很多的相关因素，包括牙齿的牙位（前牙或者后牙）、需要承载的殆力、咬合接触、余留牙体组织的数量、最终修复体（直接充填修复，或者间接全冠修复），以及根管内的桩核固位等。因为这些复杂的影响因素，所以很难进行直接的比较。通常根管治疗后，纤维桩修复的存活率和金属桩修复的存活率相似，近期的临床研究显示：预成金属桩和纤维桩全冠修复后 7 年的存活率没有差异，需要注意的是其中所有的牙齿都有 2mm 的"肩领"结构，意味着有足够的余留牙本质来支持牙冠。临床研究证实"肩领"结构对于根管治疗后牙齿的存活率非常重要。纤维桩失败的表现较多，但是最常见的类型是纤维桩的脱落和折裂。

第二节　预成纤维桩在牙体缺损修复中的应用

一、临床操作指导

预成纤维桩和树脂核的制作方法如下：

（一）所需材料

与纤维桩相配套的根管钻、不同型号的纤维桩、双固化粘接剂、双固化树脂粘接剂、核修复材料（操作请按照所选粘接系统的说明书！）。

（二）临床操作步骤

1. 根管预备

（1）维持术区干燥！建议使用橡皮障。

（2）检查患牙最近（最近 6 个月）拍摄的 X 线根尖片。

（3）检查你是否需要在置入根管桩前后放置成型片。

（4）仅去除薄弱（锐利）的牙本质边缘。

（5）原则上选择上颌前磨牙和磨牙的腭根，下颌磨牙远中根管。（如果没必要的话避免使用根管桩：通常磨牙不需要根管桩为树脂核制作提供固位）

（6）确定根管内所需要的预备深度。

临床指导：

● 查看 X 线片。

● 保留根尖不少于 4mm 的完整牙胶封闭。

● 勿超过根管的弯曲部分。

● 桩在根管内的长度约等于临床牙冠的高度。

（7）根管预备的深度也取决于桩核能够承受的应力（如果使用人工牙冠覆盖桩核，并有足够的牙本质肩领，桩的长度就是次要的）。

（8）采用旋转器械去除根管充填物（牙胶尖）时无水冷却（如：G 钻），应谨慎操作。

（9）采用根管锉或者牙周探针检查根管预备深度。

（10）采用与纤维桩系统配套的根管钻预备根管。通常先用最小直径的钻，用钻时不要跳号，也不要频繁的冲洗根管，以防碎屑在根管深处聚集。要在旋转状态下将钻移出根管，并在根管预备时决定所需桩的直径。

临床指导：

● 检查 X 线片。

● 直径：最大为牙根直径的 1/3。

● 尽可能控制桩的直径（因为根管预备会削弱牙的强度）。

● 不需要为纤维桩制备机械固位结构；桩要达到根管预备的深度。

● 去净根管内壁的牙胶。这意味着对于圆形根管，预备的直径只需比其大一点点。不要将椭圆形根管预备成圆形。

● 根管预备过程中，当遇到不确定的情况时可以再拍摄 X 线片，确定根管预备的方向、深度和直径。

（11）试桩之前要保持根管内干燥清洁。冲洗并吹干根管。

（12）试戴与预备根管钻相匹配的纤维桩，检查一下桩是否到达预备的深度。

（13）检查一下桩的末端是否在冠部树脂核的范围（轮廓）内。如果超出其范围，需要将纤维桩截短。平行纤维桩系统要求在粘接前将根尖部截短。不要用剪刀或者刀切割纤维桩，要用金刚砂车针或者轮截短预备成纤维桩。

2. 粘接

（1）选择树脂粘接剂，最好选择双固化树脂粘接剂。

（2）使用酒精清洁纤维桩。

（3）在纤维桩表面涂一层双固化粘接剂并轻吹，不要固化。

（4）为使纤维桩在根管内获得最好的粘接效果，要按照所选择的树脂制造商提供的使用说明处理根管（根据说明决定是否需要酸蚀剂、处理剂、粘接剂等处理）。

（5）将树脂粘接剂（如果可能，带有输送管）直接置入根管内。

（6）将纤维桩放入根管内轻轻加压。

（7）用小毛刷去除多余的树脂粘接剂。

（8）用手指压在纤维桩上，然后使树脂粘接剂聚合。

3. 牙冠部充填修复

（1）如果还没有将成型片就位，接下来需要放置成型片。

（2）如果用树脂充填完成最后的修复，建议骀面覆盖纤维桩的复合树脂材料应至少达 2mm 厚。

（3）检查在牙本质表面是否残留树脂粘接剂，如有则用金刚砂车针轻轻去除。

（4）常规的粘接技术处理牙齿表面，然后用复合树脂堆核塑形。

二、临床病例

病例 1：14 根管治疗后使用预成纤维桩和树脂充填修复。因为患者的经济状况仅选择树脂充填修复（图 5-3～图 5-14）。

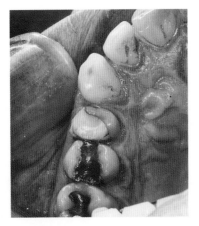

图 5-3　14 需要根管治疗以及牙体修复（殆面观）

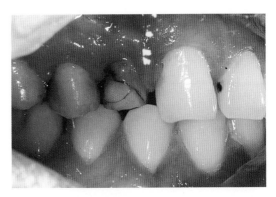

图 5-4　14 需要根管治疗以及牙体修复（颊侧观）

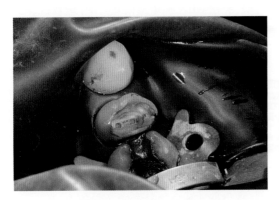

图 5-5　14 根管治疗完成

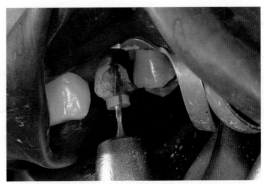

图 5-6　使用 G 钻进行根管预备

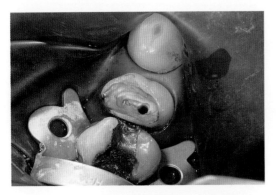

图 5-7　14 使用配套根管钻完成根管预备

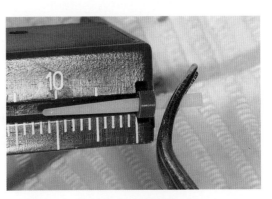

图 5-8　根据预备的深度确定纤维桩的长度

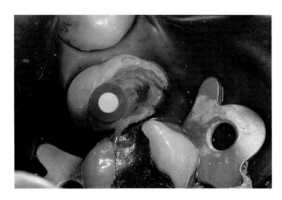

图 5-9　14 置入纤维桩

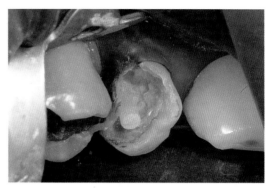

图 5-10　根据牙冠长度截短纤维桩

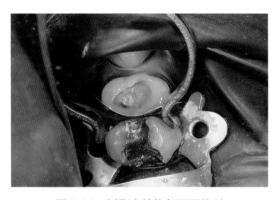

图 5-11　树脂充填修复牙冠外形

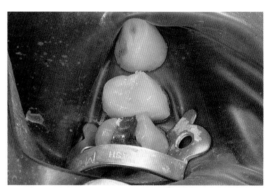

图 5-12　树脂直接修复牙冠外形

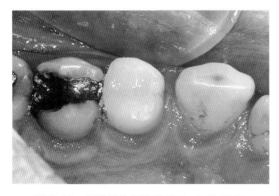

图 5-13　纤维桩和树脂修复完成（殆面观）

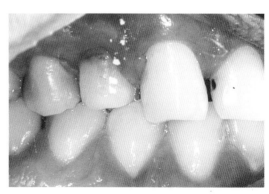

图 5-14　14 纤维桩和树脂修复完成（颊面观）

　　病例2：45根管治疗后使用预成纤维桩和树脂充填修复。因为患者身体状况不建议拔牙，同时根据45的预后评估，最后选择树脂充填修复（图5-15～图5-21）。

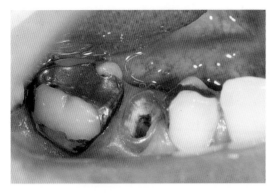

图5-15　45残根，牙体颊侧和舌侧缺损在龈上1～1.5mm，邻面平龈

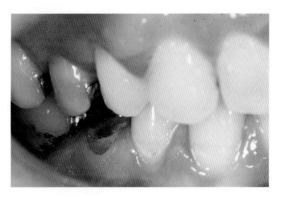

图5-16　45残根，对𬌗牙轻度𬌗向伸长

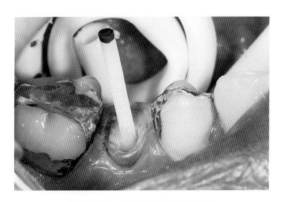

图5-17　45置入预成纤维桩

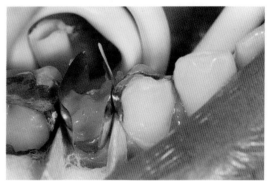

图5-18　置入成型片和楔子进行树脂修复

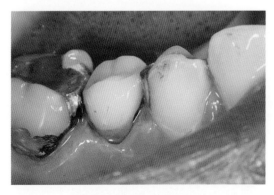

图5-19　45预成纤维桩和充填修复完成（颊面观）

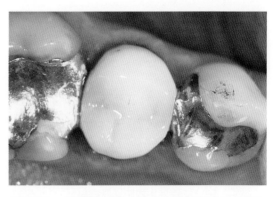

图5-20　45预成纤维桩和充填修复完成（𬌗面观）

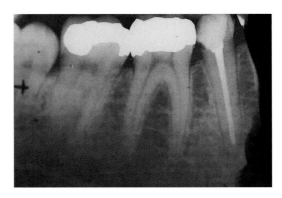

图 5-21　45 根尖片（修复前）

第三节　个性化纤维桩在牙体缺损修复中的应用

一、临床操作指导

使用个性化制作的纤维桩和粘接树脂核进行缺损牙体修复重建：

（一）所需材料

1. 适用于制作个性化纤维桩的纤维材料。弹性纤维束可以弯曲"折叠"；可用锋利的剪刀进行剪切（光固化前）或金刚砂车针进行切削（光固化后）；包括 0.9mm、1.2mm、1.5mm 三种直径。

2. 双固化树脂粘接剂（带输送管）。

3. 用来制作桩核的树脂材料（按照厂家说明选择合适的粘接系统！）。

（二）临床操作步骤

1. 根管预备

步骤（1）～（9）：同上一节预成纤维桩的临床指导。

（10）不要扩大根管，仅去除根管充填材料和根管壁封闭剂。

（11）测量根管的工作长度，使用根管器械或牙周探针等器械评估所需冠部结构的高度。

（12）冲洗和干燥根管。

（13）确定需要使用的纤维束直径（不同商业品牌可选择的直径不同，如 0.9mm、1.2mm、1.5mm）。

（14）夹取纤维束（始终使用镊子操作纤维束！），使用锋利的剪刀剪取所需长度。

（15）将主纤维束放入根管，若未到达预定的深度，则使用剪刀将主纤维束末端裁剪出一定的锥度。

（16）放入次纤维束，可通过侧方加压使其在冠方和根管内紧密贴附于主纤维束（建议在椭圆形根管或者宽大根管的上部，使用至少两根纤维桩以加强负载能力）。

（17）从根管中取出个性化制作纤维桩，永久粘接前避免光照。

2．粘接

（1）选择树脂粘接剂，优先选择双重固化树脂粘接剂。

（2）为使纤维桩获得良好的粘接力和固位力，根据粘接剂厂家说明书进行根管处理（根据说明确定是否使用酸蚀剂、偶联剂、粘接剂等）。

（3）使用针状输送器（条件允许时）直接在根管内注入树脂粘接剂。

（4）使用适当的压力将个性化的纤维桩放入根管内，纤维桩固化前仍比较柔软，可以将冠方的部分进行弯曲和塑形。注意此时决不能上提纤维桩。

（5）使用小毛刷去除多余的粘接剂。

（6）用手指压住纤维桩后进行光固化。

3．牙冠部分的树脂塑形　详见上一节预成桩的相关临床指导步骤。

二、临床病例

病例 1： 中切牙（已接受完善根管治疗）牙体大面积缺损，具有较大根管口，通过制作个性化纤维桩和粘接树脂核重建，最后进行全瓷冠修复。图 5-22～图 5-33 展示了个性化纤维桩和树脂修复的过程。

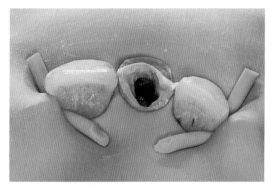

图 5-22　21 已完成根管治疗，冠部牙体大面积缺损，伴有较大的根管口

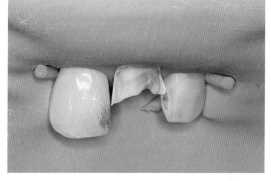

图 5-23　21 牙体缺损，伴有较大的根管口（唇面观）

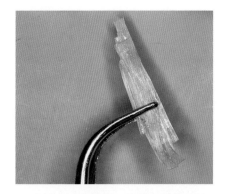

图 5-24　因为根管口粗大，选择多个纤维束制作个性化纤维桩

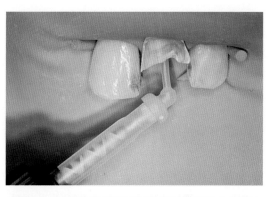

图 5-25　将树脂粘接剂通过管状输送器注入根管内

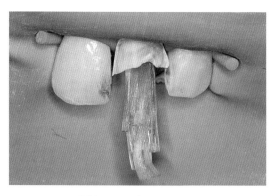

图 5-26　个性化纤维束置入根管内粘接固化

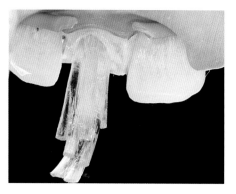

图 5-27　个性化纤维束置入根管内粘接固化（舌侧观）

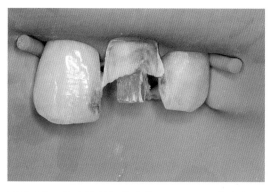

图 5-28　将个性化纤维束按照牙冠需要修复的长度截短

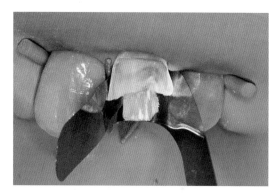

图 5-29　置入成型片和楔子准备树脂修复桩核部分

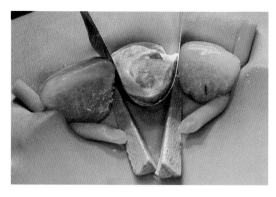

图 5-30　树脂充填修复树脂核 1

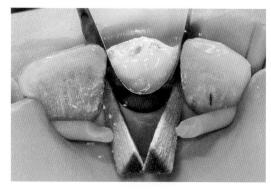

图 5-31　树脂充填修复树脂核 2

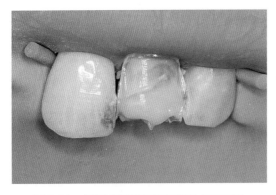

图 5-32　树脂充填修复桩核部分（唇面观）

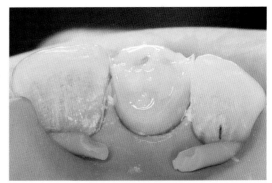

图 5-33　树脂充填修复桩核部分（舌侧观）

　　病例 2：前磨牙（已完善根管治疗）牙体大面积缺损，具有两个根管口，通过制作个性化纤维桩和粘接树脂核重建，最后进行全瓷冠修复。图 5-34～图 5-46 展示了个性化纤维桩和树脂修复的过程。

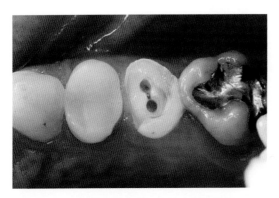

图 5-34　25 根管治疗完成，牙体大面积缺损（殆面观）

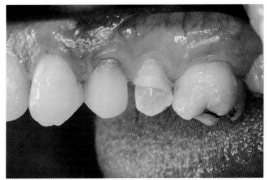

图 5-35　25 根管治疗完成，牙体大面积缺损（颊面观）

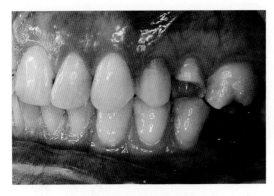

图 5-36　25 咬合接触

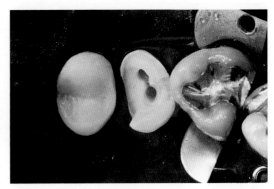

图 5-37　25 颊舌根管预备，牙体制备去除薄壁弱尖，置入橡皮障

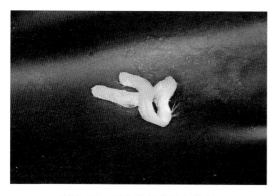

图 5-38　制作个性化的纤维桩

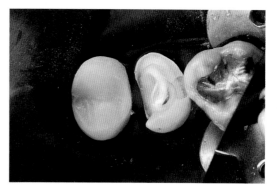

图 5-39　个性化纤维桩在根管内适合

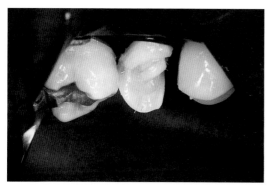

图 5-40　在根管内粘接制作完成的纤维桩

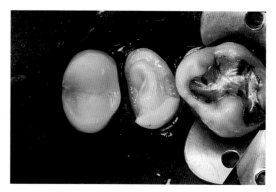

图 5-41　树脂充填封闭根管口

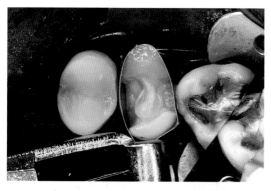

图 5-42　置入成型片树脂充填修复颊侧缺损牙体
组织

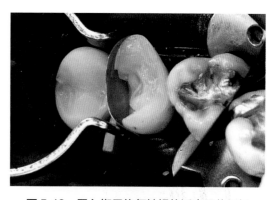

图 5-43　置入楔子修复缺损的近中牙体组织

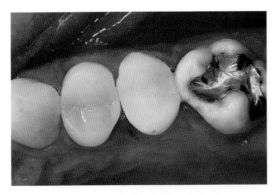

图 5-44 修复完成的 25（𬌗面观）

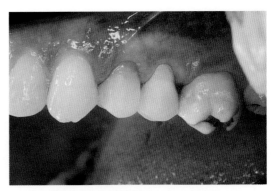

图 5-45 修复完成的 25（颊面观）

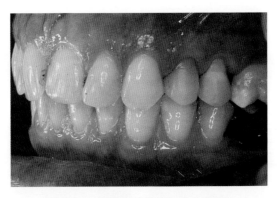

图 5-46 修复完成的 25（咬合接触）

第四节 纤维增强型复合树脂修复大面积牙体缺损

　　FRC 材料也可以用于大面积的树脂充填修复，但是关于这方面的临床研究较少，目前没有长期的临床研究结果。下面是后牙大面积缺损后使用 FRC 材料修复的病例（图 5-47～图 5-58）。

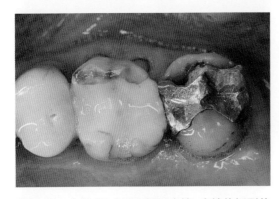

图 5-47 上颌 17 大面积银汞充填，充填体折裂伴颊尖缺损

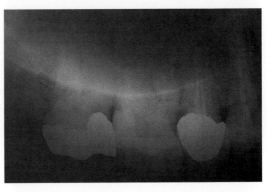

图 5-48 17 的根尖片，根尖区无低密度影像

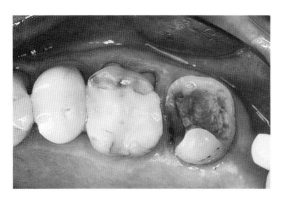

图 5-49　去除 17 的银汞充填物

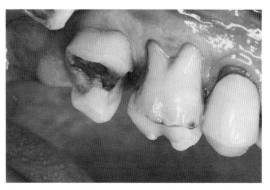

图 5-50　按嵌体的制备要求进行牙体预备

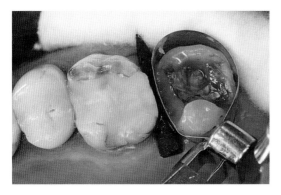

图 5-51　使用成型片和楔子辅助修复充填

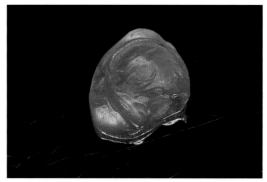

图 5-52　制作与牙体缺损区大小相似的透明硅胶

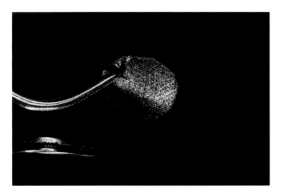

图 5-53　选择网状 FRC 材料

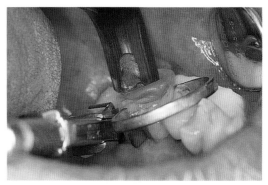

图 5-54　将 FRC 材料放置于缺损区，并用透明硅胶加压，保证与缺损洞型贴合，光照固化

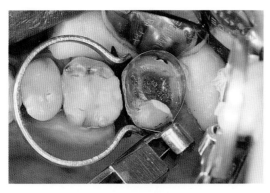

图 5-55 光照固化后的网状 FRC 材料

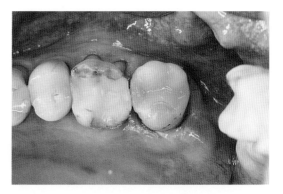

图 5-56 使用颗粒复合树脂按照常规方法在 FRC 材料上进行充填修复

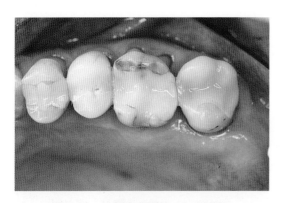

图 5-57 修复完成后的 17（粭面观）

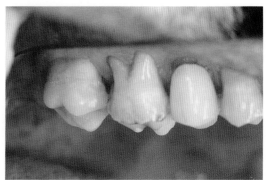

图 5-58 修复完成后的 17（颊面观）

（Wietske A. Fokkinga，Cees M. Kreulen，张倩）

参考文献

1. Asmussen E，Peutzfeldt A，Heitmann T. Stiffness，elastic limit，and strength of newer types of endodontic posts. J Dent，1999，27：275-278

2. Assif D，Bitenski A，Pilo R，et al. Effect of post design on resistance to fracture of endodontically treated teeth with complete crowns. J Prosthet Dent，1993，69：36-40

3. Baraban DJ. Immediate restoration of pulpless teeth. J Prosthet Dent，1973，28：607-612

4. Baratieri LN，De Andrada MA，Arcari GM，et al. Influence of post placement in the fracture resistance of endodontically treated incisors veneered with direct composite. J Prosthet Dent，2000，84：180-184

5. Bitter K，Kielbassa AM. Post-endodontic restorations with adhesively luted fiber-reinforced composite post systems：a review. Am J Dent，2007，20：353-360.

6. Cagidiaco MC，Goracci C，Garcia-Godoy F，et al. Clinical studies of fiber posts：a literature review. Int J Prosthodont，2008，21：328-336

7. Eskitascioglu G，Belli S，Kalkan M. Evaluation of two post core systems using two different methods（fracture strength test and a finite elemental stress analysis）. J Endod，2002，28：629-633

8. Fokkinga WA, Kreulen CM, Vallittu PK, et al. A structured analysis of in vitro failure loads and failure modes of fiber, metal, and ceramic post-and-core systems. Int J Prosthodont, 2004, 17: 476-482

9. Fuss Z, Lustig J, Katz A, et al. An evaluation of endodontically treated vertical root fractured teeth: impact of operative procedures. J Endod, 2001, 27: 46-48

10. Käyser AF, Leempoel PJB, Snoek PA. The metal post and composite core combination. J Oral Rehabil, 1987, 14: 3-11

11. Lang H, Korkmaz Y, Schneider K, et al. Impact of endodontic treatments on the rigidity of the root. J Dent Res, 2006, 85: 364-368

12. Lassila LV, Tanner J, Le Bell A-M, et al. Flexural properties of fiber reinforced root canal posts. Dent Mater, 2004, 20: 29-36

13. Le Bell A-M, Tanner J, Lassila LV, et al. Depth of light-initiated polymerization of glass fiber-reinforced composite in a simulated root canal. Int J Prosthodont, 2003, 16: 403-408

14. Mentink AGB, Creugers NHJ, Meeuwissen R, et al. Clinical performance of different post and core systems-results of a pilot study. J Oral Rehabil, 1993, 20: 577-584

15. Morgano SM, Brackett SE. Foundation restorations in fixed prosthodontics: current knowledge and future needs. J Prosthet Dent, 1999, 82: 643-657

16. Naumann M, Kiessling S, Seemann R. Treatment concepts for restoration of endodontically treated teeth: A nationwide survey of dentists in Germany. J Prosthet Dent, 2006, 96: 332-338

17. Naumann M, Koelpin M, Beuer F, et al. 10-year survival evaluation for glass-fiber supported postendodontic restoration: a prospective observational clinical study. J Endodont, 2012, 38: 432-435

18. Rosentritt M, Fürer C, Behr M, et al. Comparison of in vitro fracture strength of metallic and tooth-coloured posts and cores. J Oral Rehabil, 2000, 27: 595-601

19. Schwartz RS, Robbins JW. Post placement and restoration of endodontically treated teeth: a literature review. J Endod, 2004, 30: 289-301

20. Seefeld F, Wenz H-J, Ludwig K, et al. Resistance to fracture and structural characteristics of different fiber reinforced post systems. Dent Mat, 2007, 23: 265-271

21. Sirimai S, Riis DN, Morgano SM. An in vitro study of the fracture resistance and the incidence of vertical root fracture of pulpless teeth restored with six post-and-core systems. J Prosthet Dent, 1999, 81: 262-269

22. Sorensen JA, Martinoff JT. Intracoronal reinforcement and coronal coverage: a study of endodontically treated teeth. J Prosthet Dent, 1984, 51: 780-784

23. Spalten RG. Composite resins to restore mutilated teeth. J Prosthet Dent, 1971, 25: 323-326

24. Trope M, Maltz DO, Tronstad L. Resistance to fracture of restored endodontically treated teeth. Endod Dent Traumatol, 1985, 1: 108-111

第六章

纤维增强复合树脂的临床应用

纤维增强复合树脂（FRC）具有良好的强度和美学效果、容易塑形以及与牙体组织可以直接粘接等特点，除了可以用于牙体缺损和牙列缺损的修复外，也可以用来制作牙周固定夹板以及树脂修复体的折裂修补。

第一节　纤维增强复合树脂制作牙周固定夹板

FRC材料对于牙周病或者外伤后的松牙固定是一种很好的选择。以往制作牙周固定夹板的材料包括树脂、金属丝、网以及铸造金属板等，但这些材料都存在各种各样的问题，比如操作性差、与牙体组织粘接效果不佳、不美观等。

根据临床具体情况，FRC制作的牙周固定夹板可选择冠内固位和冠外固位。冠内固位技术需要预备一定宽度和深度的水平向沟槽以容纳FRC材料。通常沟槽的宽度是2.0~3.0mm、深度是1.0~2.0mm，取决于需要置入纤维带的数目位于牙冠中部或者殆面中1/3处。下颌牙周夹板通常置于舌侧，上颌根据与对颌咬合关系可置于舌侧或唇侧。后牙区冠内固位夹板的沟槽通常置于天然牙的咬合面。如果有旧的充填体存在，可以磨除旧的充填体，获得固位沟槽，再放置复合树脂充填。冠外固位通常不需要进行固位沟的预备。

FRC材料的纤维结构对其机械性能和操作特性有重要影响。编织纤维因为形状记忆性低于单向纤维，因此对技术要求不高，更易操作，所以是扭转牙或移位牙的最佳选择。单向平行纤维的刚性和硬度较大，一般适应于应力较大的情况。通常采用预浸润型纤维加强树脂来制作固定夹板，有单向平行纤维和编织纤维两种类型可以使用。

一、FRC牙周夹板的制作材料

诊断模型，橡皮障，楔子、牙线、硅橡胶印模材料，高速涡轮机和车针，磷酸酸蚀凝胶，釉质-本质粘接剂，FRC材料，光固化流动树脂，光固化灯。

二、预浸润型 FRC 冠内牙周夹板制作步骤

1. 制作诊断石膏模型，用于沟槽设计和确定所需要的 FRC 长度。本例采用模型进行制作步骤说明（图 6-1，图 6-2）。

2. 临床操作建议使用橡皮障，将固位夹置于需要置入 FRC 的末端基牙后 1～2 个牙位（图 6-3，图 6-4）。

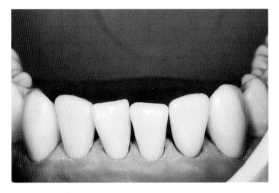

图 6-1　需要进行牙周夹板固定的下颌前牙（颊侧观）

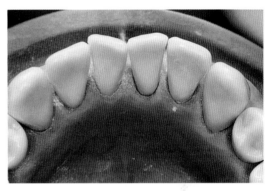

图 6-2　需要进行牙周夹板固定的下颌前牙（舌侧观）

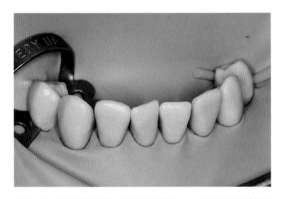

图 6-3　置入橡皮障，固定夹放在 44，也可以用较粗的牙线固定，如 34

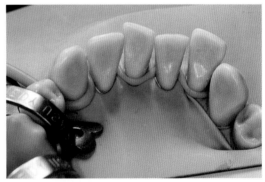

图 6-4　可以采用粗的牙线帮助橡皮障固位，也可以使用双层起到封闭邻间隙的作用

3. 用浮石粉清洁抛光工作面（唇面或舌面），使用邻间隙抛光条清洁邻面。

4. 舌侧沟预备从尖牙 33 至尖牙 43，宽约 2mm、深 1～2mm，包括邻接区（图 6-5～图 6-7）。如果有充填体，预备沟槽时可以去除原充填体。楔子或粗的牙线，或者高黏度聚乙烯硅橡胶印模材放置于邻面接触点龈方，防止过多树脂溢入邻间隙（图 6-8）。

5. 可以使用牙线对预备后 34—44 的长度进行测量，根据测量的长度截取需要的 FRC（图 6-9）。为了保证纤维表面的黏接性，不可用手接触，只能用镊子镊取。

6. 37% 磷酸酸蚀牙体舌面和邻面预备好的沟槽，冲洗、吹干（图 6-10）。涂布树脂粘接剂（图 6-11）。

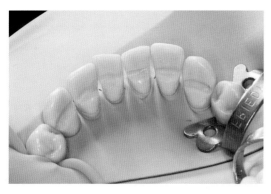

图 6-5　前牙 33-43 舌面进行牙周夹板固位沟的预备，通常位于中 1/3

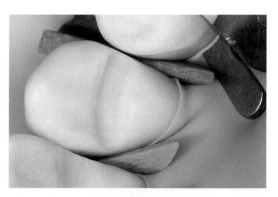

图 6-6　固位沟预备，通常宽 2mm、深 1~2mm，取决于置入纤维带的数目

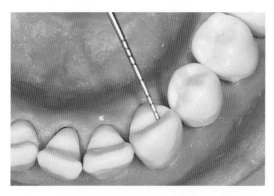

图 6-7　根据牙齿的外形进行固位沟预备，固位沟通常宽 2mm、深 1~2mm

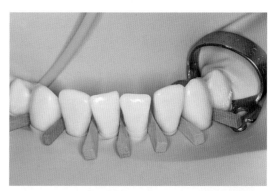

图 6-8　为了防止流动树脂进入到邻间隙，根据邻间隙的大小置入不同型号的楔子

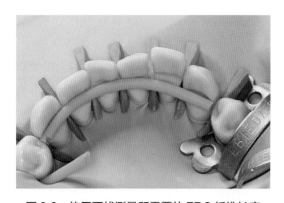

图 6-9　使用牙线测量所需要的 FRC 纤维长度

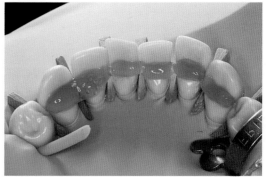

图 6-10　使用 37% 磷酸对舌侧固位沟进行酸蚀

　　7. 将少量光固化流动树脂涂布于邻接区域为牙体与 FRC 之间发挥桥接作用。在放置 FRC 之前将流动树脂置于预备沟内。

　　8. 将 1~2 条单向纤维放入舌侧沟内的流动树脂中，每条纤维光固化 40 秒。然后，使用低黏度流动树脂或者颗粒复合树脂覆盖于纤维之上并充填满沟槽（图 6-12～图 6-15）。

为了操作方便，也可以通过牙线从颊侧牵拉固定纤维带，保证纤维带固化前与牙体表面紧密接触。牵拉固定过程不应引起松动基牙移位（不对基牙产生压力）（见图6-13，图6-14）。

9. 调整咬合，抛光，制作完成（图6-16，图6-17）。

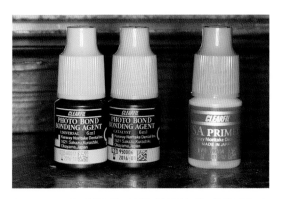

图6-11　采用树脂处理剂和粘接剂对固位沟进行表面处理

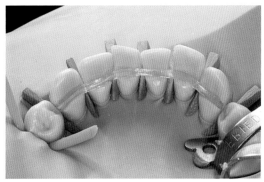

图6-12　根据固位沟走向，置入单向平行FRC纤维

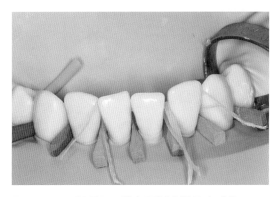

图6-13　可以采用牙线在唇侧牵拉的方式将FRC纤维与固位沟贴合，注意操作轻柔

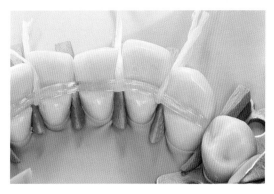

图6-14　可以采用牙线在唇侧牵拉的方式将FRC纤维与固位沟贴合，注意操作轻柔

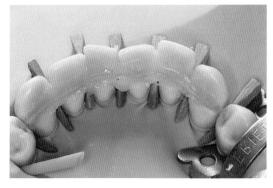

图6-15　固化FRC纤维，颗粒复合树脂充填修复

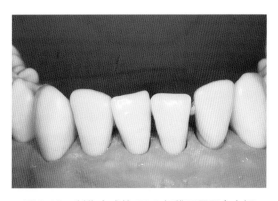

图6-16　制作完成的FRC纤维牙周固定夹板

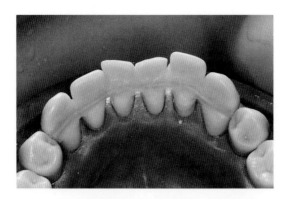

图6-17 制作完成的FRC纤维牙周固定夹板

三、预浸润型FRC冠外牙周夹板制作步骤

与冠内固位相似,主要包括下面的步骤:

1. 安放橡皮障,清洁抛光需要放置纤维材料的牙齿舌面和邻接面。

2. 在各基牙邻面放置楔子防止树脂溢入邻间隙。

3. 酸蚀舌面,冲洗,涂布粘接剂。

4. 在基牙舌面的酸蚀部位涂布光固化流动树脂。

5. 将预先测量、修剪的单向平行FRC材料置于舌侧流动树脂上。

6. 将已经就位的纤维带光固化。固化时充分隔离未就位的FRC材料,防止其固化。这样术者有充分的工作时间调整FRC在每颗基牙上的位置。

7. 操作器械可以辅助FRC就位,并在光固化时固定FRC纤维束的一端。FRC需要完全就位于颗粒复合树脂内,不能直接暴露于口腔。

8. 必要的话,需要使用颗粒复合树脂进行塑形,并适当调磨至无明显异物感、抛光。

第二节 树脂修复体的折裂修补

聚甲基丙烯酸树脂材料一直用于可摘局部义齿、全口义齿和暂时冠桥的制作。这种材料具有机械特性良好、美观且制作简单等优点,但是脆性较大,可发生折裂。基托树脂材料断裂后的修理通常是采用在折裂部位"打补丁"的方式。实验研究表明,修补部分的强度小于原修复体本身,临床经验也指出短期内修复体会在相同的部位发生再次断裂。为增加强度,可以放置钢丝或者金属网状结构用于基托折裂的修补。然而,树脂材料和金属之间没有化学结合,金属只是把折裂的部分连接在一起,并没有任何的粘接作用。

玻璃纤维加强树脂美观且具有良好的粘接效果,因而适合修复断裂的树脂修复体。良好的挠曲强度,以及本身的树脂基质特性,可以和基托树脂发生良好的化学结合,因此它是长期修复断裂树脂修复体的理想材料。单向平行和编织状纤维均可用于修补断裂树脂修复体。编织状纤维的弹性比单向平行纤维的弹性小，所以容易操作；而单向平行纤维具有非常好的挠曲特性，可以为修补区域提供较强的支持。对于树脂型可摘局部义齿，也可以通过 FRC 的加固尽可能减小腭托的面积，比如全腭托转化为马蹄形腭托，从而减轻了患者戴义齿的不适感，特别适用于不能耐受较大体积修复体的患者。

一、光固化 FRC 修复断裂树脂修复体的适应证

通常 FRC 可以修复下列任何一种断裂的聚甲基丙烯酸树脂修复体：

1. 全口义齿

2. 可摘局部义齿的树脂基托

3. 过渡性可摘局部义齿

4. 暂时固定义齿

5. 阻塞器

6. 腭护板

7. 正畸保持器

8. 殆垫

二、椅旁修复所需材料

上述修复体的修复原则基本一致。所需材料主要包括：慢速手机和打磨塑料的磨头、光固化流动树脂、预浸润型 FRC 材料（单向平行型或编织型）、陶瓷剪、光固化灯、聚甲基丙烯酸树脂（原修复体树脂或其他自凝树脂）、毛刷和小瓷碗、卡尺、压力锅、马达和抛光轮。

如果修复体完全断裂，还需要：粘固蜡、速干胶（氰丙烯酸酯类材料）、石膏。

三、光固化 FRC 修复部分或者全部断裂的义齿基托修复体

（一）使用光固化 FRC 修复部分断裂的树脂修复体步骤

1. 如果义齿（修复体）出现裂缝，但是没有出现完全断裂。需要在义齿抛光面预备深约 1.5～2mm 的 T 形窝洞。

2. 先使用丙烯酸单体溶胀窝洞表面，然后涂布 FRC 专用树脂，这层树脂为 FRC 提供粘接界面，因此不需要固化。

3. 测量窝洞的宽度，根据测量的结果截取一定长度的 FRC 纤维。

4. 修剪 4 条或更多的单向或编织型 FRC 放入窝洞，方向水平与裂缝垂直。具体需要的纤维数目取决于裂纹的大小。

5. 光照固化 FRC。

6. 窝洞内的空隙由自凝树脂充填修复。

7. 将修复体放入压力锅温水浴，15 分钟后取出打磨、抛光。

（二）使用光固化 FRC 修复完全断裂的树脂修复体步骤

1. 使用速干胶和粘固蜡将断裂修复体的断端重新粘接。

2．修复体组织面灌注石膏（需要填倒凹），在整个修复过程中维持断裂基托的稳定。

3．使用钨钢磨头将断裂的部分彻底磨开，断裂面涂抹单体发生溶胀，然后注射流动树脂，不需要固化。

4．修剪数条 FRC，横放在断裂处，光固化。

5．置入基托树脂材料进行充填修复。

6．修复体放入压力锅温水浴，15 分钟后取出打磨、抛光。

四、光固化 FRC 修复暂时固定修复体

为预防暂时固定修复体断裂，可以在修复体临床使用前进行加固。加固的方法和临时固定桥折裂的修复过程相同。当患者咬合较紧或者患者有不良咬合习惯时，加固长跨度的暂时固定桥是非常有必要的。预浸润型玻璃纤维加强树脂应用简单、美观、机械性能良好，因而能修复和加强绝大部分丙烯酸树脂修复体。本章提到的步骤和材料简单、直接，因此临床医师或培训医助都能顺利地在临床应用。

光固化 FRC 修复暂时固定修复体步骤：

1．FRC 可修复任何跨度的临时树脂固定桥。

2．速干胶将暂时固定桥断裂的两段固定（图 6-18）。

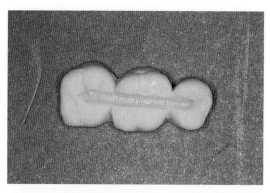

图 6-18　速干胶将暂时固定桥断裂的两段固定。预备殆面沟槽，贯穿折裂的两部分。尽可能预备深约 2mm、宽约 2mm 的沟槽

3．预备殆面沟槽，贯穿折裂的两部分。尽可能预备深约 2mm，宽约 2mm 的沟槽（见图 6-18）。

4．测量殆面沟槽的长度（图 6-19）。

5．修剪多条和预备沟槽适合长度的单向平行 FRC（图 6-20）。

6．单体溶胀，并注射流动树脂，不需要固化。将 FRC 条放入沟槽内，光固化 4 分钟（图 6-21）。

7．沟槽内置入颗粒复合树脂修复外形（图 6-22）。

8．将修复体放入压力锅固化（非必须条件），取出抛光。

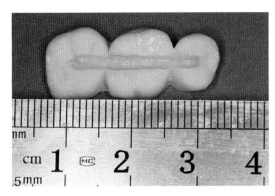

图6-19　测量殆面沟槽的长度

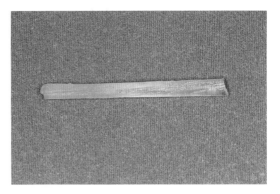

图6-20　截取所需长度的单向平行纤维

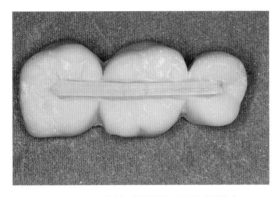

图6-21　置入流动树脂和FRC纤维束

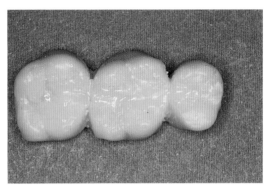

图6-22　复合树脂修复外形

（张倩，Cees M. Kreulen）

参考文献

1. Ayca T. Ulusoy，Zafer C. Cehreli. Provisional use of natural tooth crown following failure of replantation: a case report. Dent Traumatol，2008，24: 96-99

2. Aydin MY，Kargul B. Glass-fiber reinforced composite in management of avulsed central incisor: a case report. J Dent Child，2004，71: 66-68

3. Kermanshah H，Motevasselian F. Immediate tooth replacement using fiber-reinforced composite and natural tooth pontic. Operative Dentistry，2010，35-32，238-245

4. Koumjian JH，Nimmo A. Evaluation of fracture resistance of resins used for provisional restorations. J Prosthet Dent，1990，64: 654-657

5. Freilich MA，Meiers JC，Duncan JP，et al. Fiber-reinforced composites in clinical dentistry. Chicago: Quintessence，2000

6. Oikarinen K. Tooth splinting: A review of the literature and consideration of the versatility of a wire-composite splint. Endod dent Traumatol，1990，6: 237-250

7. Papazoglou E，Anagnostou M. Adaptation of fiber-reinforced strip using dental floss for the direct splinting technique. J Prosthet Dent，2004，92（6）: 600-601

8. Sivakumar Nuvvula，Abinash Mohapatra，M Kiranmayi et al. Anterior fixed interim prosthesis with natural tooth crown as pontic subsequent to replantation failure，Journal of Conservative Dentistry，2011，14：432-435

9. Strassler HE，LoPresti J，Scherer W，et al. Clinical evaluation of a woven polyethylene ribbon used for splinting. Esthet Dent Update，1995，6：80-84

10. Tüzüner T，Kusgöz A，Nur BG. Temporary management of permanent central incisors loss caused by trauma in primary dentition with natural crowns: a case report. Dent Traumatol，2009，25：522-526

11. Vallitu PK，Lssial VP，Lappalainen R. Wetting the repair surface with methylmethacrylate affects the transverse strength of repaired heat-polymerized resin. J Prosthet Dent，1994，72：639-643

12. Vallittue PK，Sevelius C，Resin-bonded，glass fiber-reinforced composite fixed partial dentures: a clinical study. J Prosthet Dent，2000，84：413-418

13. 王志刚，莫三心. 纤维加强复合树脂材料及其在口腔临床中的应用. 口腔颌面修复学杂志，2001，2：253-254

14. Kitasako Y，Ikeda M. A technique using resin composite with orthodontic wire to replace a missing tooth rapidly. Dent Traumatol，2008，24：127-130

第七章
纤维增强复合材料在前牙美学种植中的应用

随着技术的完善和经济的发展，口腔种植技术已成为牙列缺损或缺失的首选治疗方案。然而除了经济原因及疼痛之外，种植修复较长的治疗疗程及治疗期间缺牙区的不美观也是影响患者选择固定桥修复或种植修复的重要因素之一。本节中，我们主要探讨前牙美学种植过渡修复的方法及各自的优缺点、牙科纤维增强型复合材料的应用及具体方法。

一、临床前牙美学种植分类

临床前牙美学种植可分为：

1. 拔牙后延期种植：牙拔除后 4～24 周种植。

2. 拔牙后即刻种植，延期修复。

3. 拔牙后即刻种植，即刻修复（早期负重或延期负重）

二、前牙美学即刻种植的适应证和禁忌证

前牙美学即刻种植的适应证较窄，适合于颊侧骨壁完整，种植区骨量充足且种植体初期稳定性较好的情况。

禁忌证包括：

1. 由于根尖区骨损或大的牙槽窝骨缺损导致的初期稳定性不佳。

2. 未治疗的牙周炎导致的急性炎症。

3. 治疗区明显的可能导致种植风险的微生物感染。

4. 重度牙周炎导致的患牙周围骨显著性吸收。

5. 患者依从性差。

6. 医师未掌握即刻种植即刻修复者。

三、过渡性修复的基本要求

除了即刻种植即刻修复不需要辅助的过渡性修复之外，前两种方案均需要制作修复体满足患者的美观需求。

过渡性修复需要满足如下要求：

1. 防止牙齿移动,保持间隙。

2. 恢复发音功能。

3. 防止对𬌗牙过长。

4. 固定松动牙。

5. 过渡性修复最好还能方便制作手术模板,维持和(或)塑造穿龈轮廓,直观展示最终修复体效果或提供指导,方便和患者沟通的作用。

过渡性修复体还应具备如下特点:

1. 保守,尽量减少对不涉及治疗的牙齿的正常牙体组织的破坏。

2. 方便患者自我清洁维护。

3. 制作简单,能迅速制作,尽量减少缺牙时间。

4. 保持时间长。

四、可选的过渡性修复方案

(一)活动修复方案

1. 可摘局部义齿　上颌前牙少数牙缺失可采用无固位体的舌侧基托固位活动义齿(图7-1)。

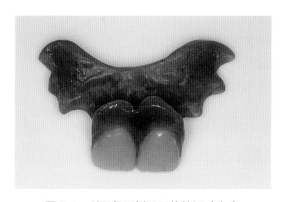

图7-1　利用邻牙倒凹固位的活动义齿

然而由于其是利用邻牙的倒凹固位,随着缺失牙数目的增加固位力可能下降,需要通过增加卡环固位体增加固位,易造成不美观的问题。同时舌侧翼板位于腭黏膜皱襞的位置,影响患者的发音及舒适感,美观性及舒适性均不如固定修复,并且在功能状态下难免对种植体区软组织产生压力,可能影响软组织愈合。同时可摘局部义齿需要每天取下和饭后清洗,便捷性较差。

对采用间隙卡环的上颌多数前牙缺失或下颌牙缺失者,如果无天然的隙卡间隙,需要用车针预备,对基牙的邻面接触造成破坏,不适用于保守的不愿意进行牙体预备的患者;这种情况下可采用将固位体设计后移,放在最后的牙齿的远中,但相应的基托的面积会增大。

可摘局部义齿另一个缺点是,其不能达到软组织塑型的目的。

2. 弹性义齿　弹性义齿(flexible partial),国内多称隐形义齿,台湾翻译为弹性软床活动假牙。其特征为无金属卡环,基托和卡环均为弹性树脂。弹性树脂的材料为超聚酰胺,是尼龙的一种,通过注射成型技术制作成弹性基托,颜色仿牙龈美观性较好,价格低廉。由于患者的需求,近年来其在亚洲的应用较为广泛。然而其长期的临床文献及相关基础实验较为匮乏。由于弹性基托通常部分进入倒凹区,并与牙龈紧密贴合以增加固位,可以预见其对软硬组织的压迫和血供的影响,并且弹性基托对牙龈的压迫作用,不利于种植牙颈部的牙龈乳头的成形。而且弹性基托对余留牙槽嵴的负荷显著性地高于传统义齿,对于垂直性或水平性骨增量手术,更应该避免对种移植材料的压迫,以免造成Ⅱ期修复时牙槽骨丰满度不足,侵犯骨增量空间。因此通常其在临床上仅作为过渡性(interim)修复。

3. Essix暂时修复体　Essix暂时修复体的制作较为简便,通过热压膜技术制作出软或硬的矫治器,利用矫治器固位缺牙区的临时修复体。该种临时修复方法避免了种植区的受力,可达到牙龈塑性的目的。Essix暂时修复体的缺点为容易磨耗,美观效果一般,并且对进食存在影响。

(二)固定修复方案

固定修复体包括拔除天然牙或义齿的树脂粘接及采用的一系列加强粘接的措施、Maryland桥、固定局部义齿。

固定暂时修复体必须具备良好的桥体的抗拉、抗折性能,特别是多颗牙缺失,桥体跨度大时更容易出现修复体反复脱落。修复体的脱落势必将影响患者的体验及患者对医师的信任,降低进一步的治疗的意愿。

1. 固定义齿　固定义齿(fixed dental prosthesis, FDP)适应证较窄,一般仅适用于相邻牙位的牙齿在治疗计划中已经被确定为需要全冠修复者,如拆除牙冠的基牙、严重变色牙、过小牙或位置不佳需要进行全冠预备来美学修复者(图7-2)。修复形式可为单端固定桥或双端固定桥,该种修复方式美观性和固位均较好,无修复需要的邻牙一般不推荐采用这种创伤性的修复方式。

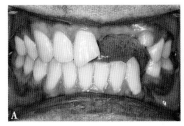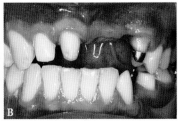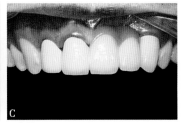

图7-2　外伤导致的冠折及牙列缺损,固定桥修复

A. 术前　B. 术中　C. 术后

注:由于伴随骨缺损,需要用义龈恢复外形,修复后对患者的自我清洁意识要求较高

2. 树脂粘接固定义齿　树脂粘接固定义齿(resin-bonded fixed partial dentures, RBFPDs)可通过在邻牙的釉质内预备邻面箱状洞型、垂直固位沟、导平面板等方式,粘接固位。有系统性综述研究发现,RBFPD的5年存活率在63.3%~98.8%之间。与传统观念相反,RBFPD不是一项简单的椅旁操作,临床技巧以及仔细的临床操作均非常重要。操作者的经验对成功率影响非常

大。有研究发现，由高级医师操作的 RBFPD 30 个月存活率为 80%，在学生操作的病历这一存活率低至 45%。对于不接受牙体预备的患者，无固位结构的 RBFPD 也具有较佳的治疗效果。需要注意的是，橡皮障的应用十分必要，并且釉质内的龋坏应去除干净。

3. 纤维增强复合树脂固定义齿　纤维增强复合树脂固定义齿的操作方法已经在第四章介绍，本节将着重介绍其在种植牙龈美学重建中的作用。

五、前牙牙龈外形的解剖学基础

牙龈与牙槽骨位置的距离可用生物学宽度理论来解释，即结缔组织高度平均 1mm、上皮附着高度平均 1mm、龈沟深度平均 1mm，因此牙龈组织距离牙槽嵴顶的距离通常为恒定的 3mm。

正常的天然牙在牙槽骨中时，牙槽骨水平位于釉牙骨质界根方 2mm；然而较邻面而言，唇颊侧骨水平位置更低，形成扇形的骨结构，通常在前牙区，这种唇颊侧骨水平位置与邻间骨差异形成的扇形骨高度差在上颌前牙区平均为 3mm，通常扇贝型的牙龈邻面高点距唇颊侧低点为 4.5～5.5mm。然而该理论无法解释 3mm 的骨高度差导致的 4.5mm 的软组织高度差。有理论认为邻牙的附着以及邻牙楔状外展隙是龈乳头产生的原因。

六、前牙美学重建的难度

前牙区拔牙后造成的软硬组织的退缩对前牙美学修复造成巨大的挑战，发生牙龈外展隙黑三角现象的几率很大。当牙齿拔除后，狭窄的外展隙不再存在，邻接位置的龈乳头退缩至骨上 3mm 位置。因而扇贝型的牙龈变为与骨扇贝形状适应的扁平状，导致美学效果受到影响。最有效的保持龈乳头外形的方法为在牙拔除的同时即重塑其外形。可通过在牙拔除之前制作与天然牙外展隙相同的修复体，或直接利用拔除的牙齿进行修改制作。

七、修复体制作要点

本部分以拔牙后的位点保存为例，介绍牙科纤维增强复合树脂粘接固定义齿的桥体龈端部分（pontic）的制作。对即刻种植延期修复者，在种植体植入骨面以下及放置胶原膜后，上端部分的处理相同。

修复体应在牙齿拔除几小时之内放置，防止牙龈塌陷，该修复体支撑唇面的牙龈边缘及邻面的牙龈乳头，修复体进入牙槽窝的深度和外展隙的形状对维持软组织外形至关重要，桥体应该从唇颊侧游离龈向根方延伸 2.5mm，在唇颊侧牙槽骨上方 1mm 以内，防止初期愈合中软组织塌陷。桥体的外展隙形态和桥体进入牙槽窝的深度对龈乳头外形的维持都十分重要，其邻面突度和形态应该与要拔除的牙相同并且具有光滑的表面。任何位于软组织下方的楔状隙，或与软组织外形的间隙都可能导致牙龈乳头高度的改变。为了保证唇舌面龈乳头的支撑作用，邻接突度应该延伸至接触点的腭侧。卵圆形的桥体设计是最美观的，然而由于义齿与软组织大面积接触，为防止组织的炎症，认真清洁十分重要。

1. 对要拔除的患牙及邻牙进行局部麻醉。

2. 邻牙预备Ⅲ类洞。

3. 拔除患牙,塞入纱布防止出血。

4. 患牙用生理盐水清洗,切断至需要的长度,用金刚砂钻去除部分充填的牙胶,树脂充填,以得到一个高度抛光的组织面。

5. 去除纱布,模拟桥体放入拔牙窝,对桥体和邻牙进行标记,以保证将来能准确就位。

6. 用裂钻和球钻在拔除患牙舌面预先标记的位置进行窝洞预备,预备出一条纤维条带可通过的,与𬌗平面平行的通道,清洗吹干并酸蚀,酸蚀面扩大至临界点的邻面,吹去多余的水分,保持湿润的表面,涂布粘接剂,光照后放置在工作台上,等待粘接。

7. 使用牙线测量需要的 FRC 长度,剪断两端,邻牙干燥隔湿,酸蚀吹去多余水分后涂布粘接剂,使用流动树脂将纤维带两端固定,光照。此时应遮挡住纤维带中段,防止中段提前被固化。

8. 最后将纤维带与患牙粘接固定。

(罗涛)

参考文献

1. André P. Saadoun. Esthetic Soft Tissue Management of Teeth and Implants. Weinheim: Wiley-Blackwell,2013

2. 伊藤雄策,高井基普,西村美好等,姜婷(译)暂时性修复体:对修复体功能和美观的要求. 北京:人民军医出版社,2010

3. Stern Maurice N. Valplast flexible partial dentures. New York State Journal,1964,30:123-136

4. Kutsch VK,Whitehouse J,Schermerhorn K,et al. The evolution and advancement of dental thermoplastic. Dental Town Magazine. 2003:52-56

5. Yoda N,Watanabe M,Suenaga H,et al. Biomechanical investigation of the "non-clasp denture" based on the load exerted on abutment teeth and under the denture base. Ann Jpn Prosthodont Soc,2012,4:183-192

6. Hirota M,Shimpo H,Suzuki Y,et al. Influence of metal rest in a non-metal clasp denture on pressure distribution to soft tissue. Ann Jpn Prosthodont Soc,2012,4:193-200

7. Singh K1,Aeran H,Kumar N,et al. Flexible thermoplastic denture base materials for aesthetical removable partial denture framework. J Clin Diagn Res,2013,7(10):2372-2373.

8. Moskowitz EM,Sheridan JJ,et al. Essix appliances. Provisional anterior prosthesis for pre and post implant patients. N Y State Dent J,1997,63(4):32-35

9. Rochette AL. Attachment of a splint to enamel of lower anterior teeth. J Prosthet Dent,1973,30:418-423

10. Pjetursson BE,Tan WC,Tan K,et al. A systematic review of the survival and complication rates of resin-bonded bridges after an observation period of at least 5 years. Clin Oral Implants Res,2008,19:131-141

11. Garnett MJ,Wassell RW,Jepson NJ,et al. Survival of resin- bonded bridgework provided for post-orthodontic hypodontia patients with missing maxillary lateral incisors. Br Dent J,2006,201:527-534

12. Djemal S,Setchell D,King P,et al. Long-term survival characteristics of 832 resin-retained bridges and splints provided in a post-graduate teaching hospital between 1978 and 1993. J Oral Rehabil,1999,26:302-320

13. Vacek JS,Gher ME,Assad DA,et al. The dimensions of the human dentogingival junction. International Journal of Periodontics and Restorative Dentistry,1994,14(2):154-165

14. Gargiulo AW,Wentz FM,Orban B. Dimensions and relations of the dentogingival junction in humans. Journal of Periodontology.1961,32:261-267

15. Spear FM. Maintenance of the interdental papilla following anterior tooth removal. Pract Periodontics Aesthet Dent，1999，11（1）：21-28

16. Meyenberg KH，Imoberdorf MJ. The aesthetic challenges of single tooth replacement：A comparison of treatment alternatives. Pract Periodontics Aestheti Dent，1997，9：727-735